Venkataramana Kandi

Investigação e Revisão em Microbiologia Clínica: Parasitologia

Venkataramana Kandi

Investigação e Revisão em Microbiologia Clínica: Parasitologia

ScienciaScripts

Cover image: www.ingimage.com

This book is a translation from the original published under ISBN 978-620-2-05621-2.

Publisher:
Sciencia Scripts
is a trademark of
Dodo Books Indian Ocean Ltd. and OmniScriptum S.R.L publishing group

120 High Road, East Finchley, London, N2 9ED, United Kingdom
Str. Armeneasca 28/1, office 1, Chisinau MD-2012, Republic of Moldova, Europe
Printed at: see last page
ISBN: 978-620-7-93598-7

Índice:

Dedicado à minha família, amigos e simpatizantes

Nota do autor e agradecimentos

As publicações periódicas são comunicações científicas destinadas a transmitir resultados de investigação, opiniões, observações e hipóteses. A investigação científica é conduzida como parte da procura de uma solução para um problema, que inclui questões relacionadas com a saúde pública e a identificação de novas vias para resolver uma área de preocupação existente. Na era das doenças infecciosas emergentes e reemergentes, existe uma grande procura de investigação em microbiologia clínica em todo o mundo.

O potencial da microbiologia clínica como disciplina não pode ser definido num único parágrafo. O papel de um microbiologista clínico nos cuidados aos doentes assume maior importância nos últimos tempos devido a muitos factores. A primeira das razões inclui a ameaça da resistência aos medicamentos antimicrobianos. A propagação global de microrganismos resistentes à maioria dos antibióticos habitualmente utilizados deve ser considerada como um sinal alarmante na profissão de cuidados de saúde.

Há muito tempo que os microrganismos têm vindo a desenvolver mecanismos para contrariar as defesas humanas e serem bem sucedidos no estabelecimento de infecções. Só com um grande interesse e uma investigação contínua é que um microbiologista pode prever o comportamento microbiano e ser bem sucedido na prestação de melhores cuidados aos doentes.

Este livro é uma compilação de comunicações de investigação relacionadas com a microbiologia clínica e os cuidados com os doentes. Trata-se de uma tentativa consciente de esclarecer os microbiologistas clínicos jovens e em início de carreira, dando-lhes uma boa ideia sobre os vários tipos de investigação e comunicações científicas em microbiologia clínica.

Este livro nunca poderia ter sido publicado sem o apoio dos meus queridos familiares, incluindo a minha mulher Sabitha, professora assistente de Bioquímica, Instituto Chalmeda Anandarao de Ciências Médicas, Karimnagar, e os meus queridos filhos Tejaswini e Punitha Sri. Os meus agradecimentos vão também para a Sra. Rajamani Kothakonda e o Sr. Murali Naidu, do Instituto Prathima de Ciências Médicas, Karimnagar, pela sua amável cooperação na publicação deste livro.

Gostaria também de agradecer aos meus colegas actuais e anteriores, incluindo o Dr. Sanjeev D Rao, o Dr. Mohan Rao, a Dra. Padmavali e a Dra. Ritu Vaish.

Uma menção especial vai para a figura do meu pai divino, o Dr. Sunil Kumar Mohanty, que foi fundamental para despertar as minhas capacidades de investigação no início da minha carreira.

Um amigo em necessidade é, de facto, um amigo. Não posso terminar sem mencionar os meus queridos amigos. Dr. Vikram, Sr. Ramesh Kollu e muitos mais.

Terei todo o prazer em receber as vossas valiosas sugestões e comentários sobre o livro e tentarei melhorá-lo nas próximas edições.

Karimnagar

Dr. Venkataramana kandi

CAPÍTULO 1

INFECÇÕES PARASITÁRIAS NO VIH EM RELAÇÃO ÀS CONTAGENS DE TCD4

Venkataramana Kandi

Resumo

O vírus da imunodeficiência humana (VIH), agente causador da SIDA, está a tornar-se rapidamente uma grande ameaça no subcontinente indiano, estimando-se que 3,7 milhões de pessoas estejam infectadas com o VIH. O declínio progressivo dos mecanismos imunológicos e de defesa das mucosas predispõe os indivíduos seropositivos a infecções gastrointestinais, aumentando assim a suscetibilidade a vários agentes patogénicos intestinais oportunistas, entre os quais protozoários e parasitas coccídeos como *Cryptosporidium* Sp., *Cystoisospora* Sp. e *Cyclospora* Sp. são frequentemente detectados. Foi realizado um estudo para determinar as infecções parasitárias oportunistas do trato gastrointestinal em indivíduos seropositivos para o VIH e, simultaneamente, as suas contagens de TCD4+ no Sul da Índia. Foram seleccionados indivíduos seropositivos para a infeção pelo VIH e foi recolhido um formulário que incluía a idade, o sexo, o estado civil, a história de exposição, o estado clínico atual, bem como a situação socioeconómica, a higiene, etc. Análise estatística utilizada: Percentagens, média, desvio padrão. *Cryptosporidium* Sp e *CystoIsospora* Sp foram encontrados em 17,8% e 17,1% de todas as amostras, respetivamente. *Entamoeba histolytica*, *Giardia lamblia*, *Entamoeba coli* e *Blastocystis hominis* foram encontrados em 15,6%, 12,6%, 10,4% e 4% de todas as fezes examinadas, respetivamente. Entre os helmintos, *Rodentolepis nana*, *Ascaris lumbricoides*, *Ancylostoma duodenale* e *Strongyloides stercoralis* foram encontrados em 0,5%, 0,4%, 0,1% e 0,03% de todos os pacientes, respetivamente. As contagens de TCD4+ no caso de infecções por coccídeos foram de 365 células/mm^3 ± 86,43, ao passo que no caso de outras infecções por protozoários, helmintas e parasitas mistos foram de: 468±40,50 células/mm^3 , 429±190 células/mm^3 e 312±65,74 células/mm^3 respetivamente. Os nossos dados mostraram que, entre as amostras de fezes seropositivas para o VIH analisadas por rotina, 44,6% foram consideradas positivas para pelo menos um agente parasitário. A técnica de concentração melhorou os resultados para 59,5%. Entre os parasitas intestinais, 88,4% das infecções eram por protozoários, em comparação com 11% por helmintas. Das infecções parasitárias por protozoários, foram detectados com maior frequência *Cryptosporidium* Sp., *Cystoisospora* Sp., *Entamoeba histolytica* e *Giardia lamblia*. Conclusões: Entre os parasitas intestinais, 88,4% das infecções foram causadas por protozoários, em comparação com 11% por helmintos. Das infecções parasitárias por protozoários, *Cryptosporidium* Sp., *Cystoisospora* Sp., *Entamoeba histolytica* e *Giardia lamblia* foram detectadas na maioria dos casos. Os nossos resultados também sugerem que as infecções parasitárias intestinais variam consoante as áreas geográficas e devem ser efectuados estudos nas respectivas regiões para avaliar as causas frequentes de parasitas intestinais

Introdução

O vírus da imunodeficiência humana (VIH), agente causador da SIDA, está a tornar-se rapidamente uma ameaça importante no subcontinente indiano, com cerca de 3,7 milhões de pessoas infectadas com o VIH[1]. As infecções do trato gastrointestinal desempenham um papel fundamental na patogénese do VIH, atingindo uma taxa de até 50% nos países desenvolvidos e de 95% nos países em desenvolvimento[2].[2] O declínio progressivo dos mecanismos imunológicos e de defesa das mucosas predispõe os indivíduos seropositivos a infecções gastrointestinais, aumentando assim a suscetibilidade a uma série de agentes patogénicos intestinais oportunistas, entre os quais protozoários e parasitas coccídeos como *Cryptosporidium* Sp, 3,4] Após o aparecimento do VIH, estes parasitas, até então conhecidos apenas em medicina veterinária como comensais, são agora reconhecidos como agentes patogénicos oportunistas. A infeção por estes agentes constitui um importante fator secundário agravante da doença, muitas vezes responsável pelo agravamento do estado geral de saúde devido a manifestações de diarreia que são frequentemente difíceis de controlar, resultando por vezes na morte.

O presente estudo visa descobrir infecções parasitárias intestinais com especial ênfase nos protozoários, incluindo os parasitas coccídeos, que são responsáveis pela maioria das infecções em indivíduos imunocomprometidos e seropositivos. [5]

Conceção do estudo

O estudo incluiu 452 indivíduos infectados pelo VIH que visitaram o Kamineni Institute of Medical Sciences (KIMS), Narketpally, Nalgonda, de julho de 2004 a junho de 2007. O seu estatuto de VIH foi confirmado por três tipos diferentes de kits de Enzyme Linked Immunosorbant Assay (ELISA) disponíveis no mercado, tal como recomendado pela National AIDS Control Organization (NACO).

As amostras de fezes foram recolhidas num recipiente adequado, de acordo com as precauções universais. Obteve-se o consentimento dos doentes para a colheita de amostras de sangue e elaborou-se um questionário de modo a conhecer a história dos doentes (idade, sexo, história atual ou anterior de diarreia, comportamento sexual, estatuto socioeconómico e higiene pessoal). Foram colhidas amostras de sangue (3 ml) para a contagem absoluta de TCD4+.

Foi efectuado um exame de rotina às fezes de todas as amostras fecais por meio de montagens simples húmidas/salinas e com iodo. A técnica de concentração pelo método de sedimentação de formol-éter foi efectuada simultaneamente em todas as amostras de fezes e analisada quanto à presença de parasitas. Os esfregaços de todas as amostras de fezes foram corados com a coloração ácido-resistente modificada ou com a coloração de Kinyoun para parasitas coccídeos [6]. [6] As contagens absolutas de TCD4+ foram efectuadas pelo método de citometria de fluxo em casos possíveis e a contagem média absoluta de TCD4+ foi calculada em várias infecções parasitárias. [7]

Aplicações estatísticas

Utilizou percentagens, média, desvio padrão, utilizando o MS Excel

Resultados

Dos 452 indivíduos incluídos no nosso estudo, 110 (24,4%) apresentavam sintomas de diarreia atual e o exame geral de fezes revelou a presença de parasitas intestinais em 202 (44,6%) deles. A técnica de concentração pelo método de sedimentação Formol-éter aumentou a taxa de positividade para 269 (59,5%). Foram observadas infecções mistas com mais de um parasita e não mais de três em 41 (9%) amostras de fezes. Dos 452 indivíduos, 223 (49,3%) e 229 (50,6%) eram do sexo masculino e feminino, respetivamente, com a maioria no grupo etário dos 21-40 anos. Onze por cento de todos os doentes tinham menos de 20 anos de idade. A distribuição por idade e sexo de todos os indivíduos é apresentada na **Tabela 1**.

Tabela 1: Distribuição por idade e sexo dos 452 doentes seropositivos para o VIH

Idade	Masculino	Feminino	Total
<20	23(10.3)	27(11.7)	50(11.06)
21-40	163(73.09)	170(74.2)	333(73.3)
>40	37(16.5)	32(13.9)	59(13.15)
TOTAL	223(49.3)	229(50.6)	452

Os números entre parênteses são em percentagem

A história de baixo estatuto socioeconómico e de má higiene pessoal foi referida por 69% e 76,3% dos doentes, respetivamente. Das 229 mulheres, 17 (7,4%) referiram antecedentes de sexo fora do casamento (múltiplos parceiros), enquanto 135 (60,5%) dos 223 homens infectados descreveram o mesmo comportamento. Das 269 amostras positivas para parasitas intestinais, foram observadas infecções por coccídeos e outros protozoários parasitas em 121 (49,9%) e 117 (43,4%), respetivamente, sendo que 31 delas (11,5%) apresentavam helmintos. *Cryptosporidium* Sp, *Cystoisospora* Sp e *Entamoeba histolytica* foram encontrados em 17,8%, 17,1% e 15,6%, respetivamente, constituindo a maioria das infecções, seguidos por *Giardia lamblia*, *Entamoeba coli* e *Cyclospora* Sp em 12,6%, 10,4% e 10%, respetivamente.

A contagem absoluta de TCD4+ no caso de infecções por coccídeos foi de 365 células/mm^3 ± 86,43 células/mm^3 , ao passo que no caso de outras infecções por protozoários, helmintas e parasitas mistos foi de: 468±40,50 células/mm^3 , 429 ± 190 células/mm^3 e 312±65,74 células/mm^3 respetivamente, como se mostra na **Tabela 2**.

Quadro 2: Infecções parasitárias com contagens de TCD4 +

Parasita	**Números (%)**	**TCD4+<ounts (células/mm^3) Média+SD**
Cryptosporidium	48(17.8)	365+86.43
Cyclospora	27(10)	"■
Isospora	46(17.1)	M

E *histoiytica*	42(15.6)	468 ± 40.50
E. coii	28(10.4)	w
Giardia lamblia	34(12.6)	*U*
Blastocystis hominis	1 39(0.4)	*u*
Ascaris	13(0.4)	429 ±190
Ancilostoma	4(0.1)	"r
Hymenolepis	14(0.5)	
Strongyloides	1(0.03)	

Isospora* deve ser lido como *Cystoisospora

Discussão

Embora o VIH seja o agente causador da SIDA, a maior parte da morbilidade e mortalidade observadas nos doentes com SIDA resulta de infecções oportunistas, que tiram partido da deficiência dos mecanismos de defesa mediadas por células (CMI) e humorais. [5]

Em indivíduos seropositivos para o VIH, encontra-se uma grande variedade de infecções em diferentes fases, incluindo infecções bacterianas, fúngicas, virais, protozoárias e helmínticas[8]. O presente estudo centra-se na deteção de várias infecções parasitárias intestinais em indivíduos seropositivos para o VIH, com especial ênfase nos parasitas coccídeos, que apresentavam qualquer sintoma cardinal, como história atual ou anterior de diarreia, perda de peso, fadiga, mal-estar, etc., e também história de baixo estatuto socioeconómico e falta de higiene. As contagens absolutas de TCD4+ são avaliadas nos casos, porque há relatórios que sublinham a importância das contagens de TCD4+ nas infecções parasitárias intestinais, em que os doentes com contagens de TCD4+ mais elevadas demoram menos tempo ou respondem bem ao tratamento, em comparação com os doentes com contagens de TCD4+

comparativamente baixas, que respondem mal. [9,10] Os resultados mostraram que a contagem de TCD4+ é muito baixa.[9,10] Os resultados mostraram um aumento alarmante na ocorrência de infecções parasitárias intestinais (59,6%), que incluíam parasitas coccidianos (49,9%), outros protozoários (43,4%) e helmintos (11,5%). As contagens de TCD4+ nos parasitas coccídeos (365 ± 86,43 células/mm^3) e nas infecções parasitárias mistas (312 ± 65,74 células/mm^3) foram inferiores às observadas no caso de infecções por outros protozoários (468±40,50 células/mm^3) e helmintas (429±190 células/mm^3). Isto indica que, à medida que a doença progride e as contagens de TCD4+ diminuem, os indivíduos seropositivos para o VIH são propensos a infecções parasitárias intestinais, das quais os protozoários e os coccídeos desempenham um papel importante. O baixo estatuto socioeconómico, a falta de higiene, a indisponibilidade de água potável e o contacto frequente com o gado podem ser responsáveis pela elevada percentagem de infecções por parasitas protozoários em comparação com outros.

O estudo revelou uma taxa de infeção por *Cryptosporidium* Sp e *Cystoisospora* Sp de 17,8% e 17,1%, respetivamente, o que contradiz o estudo efectuado por Mukhopadhya et al. e Kumar et al. no Sul da Índia, que revelou uma taxa mais elevada de infecções por *Cystoisospora* Sp. [11,12] A taxa de infeção por *Entamoeba histolytica*, *Giardia lamblia* e *Cystoisospora* Sp foi consideravelmente mais elevada no nosso estudo em comparação com o estudo efectuado por Nancy Malla et al. no Norte da Índia. [4] Incidência de infecções helmínticas por

Ancylostoma e Strongyloides foi menor no nosso estudo em comparação com a investigação revelada no sul da Índia por Kumar et al. [12] *Entamoeba coli* foi surpreendentemente a terceira na lista de outras infecções por protozoários, atrás de *Entamoeba histolytica* e *Giardia. Blastocystis hominis* foi observado em 0,4% dos casos*[13]*. [13] As infecções helmínticas foram observadas em 11% dos casos no nosso estudo, em comparação com 4,4% num estudo coreano. [14] A ênfase em medidas específicas para prevenir infecções oportunistas é importante devido às limitações da terapia antirretroviral altamente ativa (HAART).

Com um melhor conhecimento e diagnóstico das infecções parasitárias oportunistas em indivíduos seropositivos para o VIH, a profilaxia antimicrobiana específica, por si só ou em conjunto com a terapia antirretroviral, pode reduzir substancialmente a morbilidade e a mortalidade causadas por infecções oportunistas em indivíduos infectados pelo VIH. As contagens de TCD4+ também devem ser avaliadas em casos confirmados de VIH para fazer o seguimento dos casos.

Os nossos resultados sublinham a importância do rastreio de indivíduos seropositivos para o VIH e da avaliação regular das contagens absolutas de TCD4+, cultivando hábitos higiénicos nos doentes para que não contraiam este tipo de infecções que, com o tempo, podem ser responsáveis pela sua morte.

Os nossos resultados também sugerem que as infecções parasitárias intestinais variam consoante as áreas geográficas e devem ser realizados estudos nas respectivas regiões para avaliar as causas frequentes das infecções parasitárias intestinais em indivíduos seropositivos para o VIH. O diagnóstico precoce de infecções oportunistas e o tratamento imediato contribuem para aumentar a esperança de vida dos indivíduos infectados, atrasando a progressão para SIDA.

CAPÍTULO 2

UMA PERSPECTIVA DAS INFECÇÕES PARASITÁRIAS INTESTINAIS

Venkataramana Kandi

As infecções parasitárias intestinais são responsáveis por uma morbilidade considerável e, por vezes, pela mortalidade da população infetada em todo o mundo. Estima-se que cerca de 2 mil milhões de pessoas estejam infectadas com parasitas intestinais em todo o mundo[1]. [1] Mais de metade dos indivíduos infectados são crianças em idade escolar. Cerca de 39 milhões de anos de vida ajustados por incapacidade (DALY's) estão ligados aos IPI's, que são responsáveis por enormes encargos financeiros. [2] A maioria das infecções parasitárias é transmitida por via fecal-oral através do consumo de alimentos ou água contaminados. Muitas infecções parasitárias são zoonóticas, transmitidas por animais domésticos, incluindo bovinos, ovinos, gatos, cães e roedores, que actuam como reservatórios[3]. [3] As infecções parasitárias por protozoários e as infecções helmínticas intestinais são uma causa comum de manifestações parasitárias em bebés, crianças, adolescentes, mulheres em idade reprodutiva e grávidas. As infecções parasitárias intestinais são um símbolo do baixo estatuto socioeconómico que afecta predominantemente as pessoas pobres nos países subdesenvolvidos e em desenvolvimento. A desvantagem mais importante das IPI é que cerca de 90% dos indivíduos infectados permanecem assintomáticos[4]. [4] A prevalência das infecções parasitárias intestinais varia consoante as regiões geográficas. Um estudo indiano realizado recentemente encontrou taxas de prevalência mais elevadas (81,2%) de parasitas protozoários em comparação com helmintas (18,8%), em contraste com estudos realizados noutras partes do mundo. 5,6] Estudos recentes referem que *Giardia lamblia* é o protozoário mais prevalente, seguido de *Entamoeba histolytica* e *Blastocystis hominis*[7]. [7] Entre os parasitas helmínticos, os helmintos transmitidos pelo solo, que incluem *Ascaris lumbricoides*, *Trichuris trichuria* e *Ancylostoma duodenale*, são os mais comuns. [8] *Rodentolepis nana* é considerada a causa mais frequente de infeção por vermes da fita. [7]

A pobreza, o analfabetismo, a falta de água potável, a falta de higiene e a má nutrição são responsáveis por infecções parasitárias intestinais repetidas que conduzem a uma morbilidade grave[9]. [9] Os factores ambientais também desempenham um papel na incidência de IPI, uma vez que o clima tropical quente e húmido favorece o aumento da prevalência do parasita. [10] Embora a idade não seja um fator, observa-se que as crianças são as mais afectadas pela infestação parasitária. A deficiência de micro e macronutrientes, o baixo peso à nascença e o peso insuficiente podem predispor a IPIs frequentes. [6] A infestação parasitária na população grávida e em idade reprodutiva pode ser responsável pelo atraso do crescimento intrauterino. As IPI podem ser responsáveis por náuseas, vómitos, diarreia, má absorção, mal-estar, fadiga, depressão, perda de peso, febre e obstrução gastrointestinal. Outros factores, incluindo hipoprotenemia, perda de peso, pica e edema, são observados na IPI. [7] As complicações das infecções parasitárias intestinais incluem ulceração intestinal, abcessos, peritonite e artrite reactiva ou sinovite assintomática, geralmente envolvendo as extremidades inferiores. As reacções de hipersensibilidade, sob a forma de erupções cutâneas e utricária, são comuns nas manifestações parasitárias. As manifestações específicas do parasita são observadas no caso do Ancylostoma duodenale, o ancilóstomo que, com a ajuda de um anticoagulante orgânico, pode consumir ou sugar cerca de 0,25 ml de sangue por dia e ser responsável pela anemia hipocrómica microcítica[11].[11] A giardíase pode ser responsável por uma síndrome de má absorção grave e a infeção por Entamoeba histolytica, se não for tratada, pode ser responsável por manifestações intestinais e extra-intestinais, incluindo ameboma, megacólon tóxico, pneumatose coli (ar intramural), peritonite e abcesso hepático.[A falta de conhecimento da prevalência de parasitas numa determinada área geográfica pode levar a diagnósticos incorrectos de IPI como apendicite e outras doenças inflamatórias intestinais[13].[14] O tratamento com esteróides pode exacerbar a infestação parasitária[15]. Estudos anteriores observaram a relação entre as deficiências de micronutrientes e as IPI em relação à vitamina A, C, E, riboflavina e ácido fólico[16].

O diagnóstico desempenha um papel importante nos IPIs, tal como sugerido pela estratégia de 4 partes da Organização Mundial de Saúde (OMS) para controlar os IPIs no programa de controlo das doenças diarreicas (CDD)[17]. O exame das fezes para deteção de óvulos, quistos, trofozoítos e larvas parasitárias continua a ser o padrão de ouro para o diagnóstico laboratorial dos IPIs.[Estudos realizados anteriormente observaram um aumento das taxas de deteção de parasitas após a utilização de técnicas de concentração[19,20]. Outros recomendam o rastreio de, pelo menos, três amostras de fezes para um diagnóstico correto[21]. Embora estejam disponíveis testes serológicos, incluindo ELISA, para a deteção de antigénio nas fezes, bem como de anticorpos no sangue/soro, a sua utilidade foi considerada limitada, exceto no caso de manifestações extra-intestinais. A utilidade da PCR no diagnóstico de infecções parasitárias é limitada devido à acessibilidade dos custos nos países de baixos rendimentos. [22]

É necessário dispor de estudos suficientes relacionados com a epidemiologia de vários IPI no grupo etário pediátrico em diferentes partes do mundo.[23-29] Relatos recentes de infeção por Diphyllobothrium spp e Dipylidium caninum na Índia realçam a necessidade de os pediatras fazerem uma avaliação clínica exaustiva, tendo em consideração a infeção parasitária prevalecente na região geográfica específica, o estado de higiene, as viagens recentes a áreas endémicas e outros factores predisponentes associados, tal como sugerido pela Organização Mundial de Saúde (OMS)[30]. O pessoal da medicina social e preventiva deve realizar visitas às comunidades, avaliar o seu estado de nutrição (especialmente crianças e mulheres grávidas), encorajar práticas de higiene, recomendar o consumo de água potável, sensibilizar para as infecções transmitidas pelos animais domésticos, as desvantagens do analfabetismo e da defecação em áreas abertas e dar prioridade aos cuidados de saúde primários e enfatizar a reidratação oral como a intervenção chave e relativamente barata para a redução da mortalidade por doenças diarreicas. A propagação dos IPI pode ser controlada através da desparasitação e do tratamento dos portadores assintomáticos. As estratégias de prevenção incluem a utilização de métodos adequados de eliminação de águas residuais, o consumo de água potável limpa e tratada e uma higiene adequada (lavagem das mãos, limpeza de frutas e legumes antes do consumo)[31]. Em conclusão, voltamos a sublinhar a necessidade de uma abordagem multifacetada que considere o papel da vigilância epidemiológica (prevalência de parasitas em bairros degradados, ambientes rurais e urbanos), a avaliação de vários factores associados a infecções parasitárias nas respectivas áreas geográficas, a formulação de investigações laboratoriais normalizadas para identificar parasitas e iniciar programas de controlo para minimizar a morbilidade e a mortalidade causadas pelos IPI.

CAPÍTULO 3

SIGNIFICADO CLÍNICO DA MIÍASE HUMANA

Venkataramana Kandi

Introdução

A infestação do ser humano vivo ou de outro hospedeiro vertebrado com larvas de moscas pertencentes aos insectos da ordem *Diptera* é designada por miíase. A infeção ocorre através da ingestão acidental de ovos ou larvas de moscas contaminadas nos alimentos. A miíase é assintomática ou apresenta sintomas gastrointestinais quando ingerida através dos alimentos [1]. A miíase humana pode apresentar-se como miíase cutânea, miíase anal, miíase genitor-urinária, miíase nasofaríngea, miíase ocular, miíase da cavidade corporal, miíase de feridas, miíase auricular e miíase intestinal [2]. A miíase causada por larvas de moscas foi classificada em três tipos, incluindo a miíase obrigatória, a miíase facultativa e a miíase acidental. As larvas de moscas que necessitam de tecidos vivos para sobreviver são responsáveis pela miíase obrigatória, as que infestam tecidos feridos ou necrosados causam miíase facultativa e as larvas de moscas que são acidentalmente ingeridas ou depositadas em tecidos de seres humanos ou animais podem ser responsáveis pela miíase acidental. As larvas de moscas pertencentes às famílias *Calliphoridae* (moscas varejeiras), *Rhinoestrus* spp. (moscas varejeiras), *Gasterophilus* spp., *Hypoderma* spp., *Chrysoma* spp. e *Sarcophagidae* (moscas da carne) são frequentemente responsáveis por miíases em animais domésticos e de estimação e no ser humano. Outras larvas de moscas pertencentes a *Anisopodidae*, *Piophilidae*, *Stratiomyidae* e *Syrphidae* causam ocasionalmente miíase. Dependendo da relação entre o hospedeiro e a espécie de larva da mosca infestante, a miíase pode ser específica, semi-específica ou acidental. As moscas que necessitam de um hospedeiro para o desenvolvimento larvar causam miíases específicas *Dermatobia hominis* (mosca do boi humano), *Cordylobia anthropophagi* (mosca do tumbu), *Oestrus ovis* (mosca do boi ovino), *Hypoderma bovis* (mosca do boi bovino), *Gasterophilus* spp. (mosca do cavalo), *Cochliomyia hominivorax* (mosca da lagarta do novo mundo), *Chrysomya bezziana* (mosca da lagarta do velho mundo), *Auchmeromyia senegalensis* (larva do Congo) e *Cuterebra* spp. (mosca do roedor e do coelho) [3].

A miíase inespecífica é causada por moscas que põem ovos em matéria animal ou vegetal em decomposição e que também desenvolvem larvas em feridas abertas ou chagas, incluindo *Lucilia* spp. (mosca verde), *Cochliomyia* spp. (mosca azul), *Phormia* spp. (mosca preta), *Calliphora* spp. (mosca varejeira) e *Sarcophaga* spp. (mosca da carne ou sarcófagos) [4]. As moscas que não precisam de nenhum hospedeiro para se desenvolverem, depositam ovos acidentalmente levando à pseudomíase que é causada por *Musca domestica* (mosca doméstica), *Fannia* spp. (moscas da latrina), *Eriatalis tenax* (larvas de cauda de rato) e *Muscina* spp. [5].

Mais de cinquenta moscas foram alegadamente responsáveis por diferentes tipos de miíase nos seres humanos. Estudos anteriores mostraram que a *M. Stabulans*, a mosca doméstica comum, é responsável pela maioria dos casos de miíase, uma vez que a mosca fêmea oviposita cerca de 150 ovos nos alimentos ou noutras matérias em decomposição, que mais tarde sofrem alterações de desenvolvimento envolvendo três fases larvares antes de se transformarem em pupa, como se mostra na **Figura 1** [6,7].

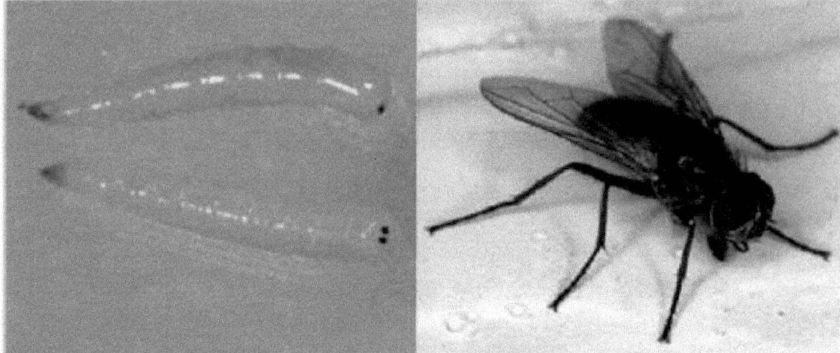

Figura 1: Formas larvares e adultas de *Musca domestica* (mosca doméstica).

Na maioria dos casos, o aparecimento de larvas de moscas indica apenas o consumo de alimentos contaminados com larvas e não é considerado uma infeção. Isto é verdade porque 90% da infestação por larvas de moscas é acidental e as larvas de moscas não conseguem sobreviver e raramente produzem complicações [8]. Poucas moscas diepteras parasitas só podem crescer em tecidos mortos, necrosados ou vivos [9].

Embora a miíase gastrointestinal seja comum, outros locais onde se registam larvas de moscas incluem a pele, a nasofaringe, o ouvido dos olhos, as feridas e o trato geniturinário [1018]. Verificou-se que a incidência de miíase está relacionada com variações sazonais, sendo que a maioria dos casos foi registada durante o final do verão até à estação das chuvas, quando as moscas se reproduzem e são encontradas em grande número [19]. A miíase é uma causa de preocupação não só na comunidade, mas também uma ameaça em hospitais de países em desenvolvimento e de baixo nível socioeconómico [20]. Existem relatos de miíase em unidades de cuidados intensivos de hospitais [21]. Também foi relatada na literatura uma provável transferência de larvas de mosca da mãe para a criança. Basicamente, a miíase é a infestação de larvas, a fase de desenvolvimento imaturo das moscas diepteras. Estudos observaram a miíase tanto em animais como em seres humanos [6]. A falta de higiene e as baixas condições socioeconómicas que se encontram normalmente na população rural podem predispor a esta doença [19]. Relatórios anteriores sugeriram que as crianças podem ser mais frequentemente propensas à miíase, tendo em conta os seus habitats de brincadeira e a sua higiene [22].

A infestação por larvas de mosca é, na maioria das vezes, auto-limitada e não resulta em complicações graves, o que é uma das principais causas da subnotificação da miíase humana em todo o mundo. O diagnóstico da miíase humana é geralmente ignorado pelos médicos devido à falta de suspeitas e ao facto de terem pouca ideia das características clínicas específicas.

Epidemiologia

A miíase humana é mais comum nas regiões tropicais, embora existam relatos de infestação por larvas de moscas em todo o mundo [4,19,23]. Viajar para áreas endémicas de larvas pode ser um fator predisponente. As larvas de moscas apresentam parasitismo durante as suas fases de 1º a 3º instar, que mais tarde deixam o hospedeiro para continuar o seu ciclo de vida como pupa e depois como moscas adultas. As condições climáticas, incluindo a humidade e o ambiente quente, ajudam as fases de desenvolvimento das larvas. Estudos demonstraram que a miíase pode ser causada por larvas de moscas que estão presentes de forma endémica numa região ou que podem ser importadas de outras regiões, principalmente através de viagens [23,24]. A maioria das larvas de moscas é transmitida aos seres humanos através de animais de estimação ou domésticos infestados por larvas. Por conseguinte, os veterinários devem estar vigilantes e tomar as precauções necessárias para desinfestar os animais que são transportados através dos continentes.

A ênfase foi deslocada para métodos moleculares para estudos sobre biologia, epidemiologia, filogenética e taxonomia (identificação) de larvas de moscas que podem produzir perdas económicas significativas [25, 26]. As larvas de moscas têm importância médica e veterinária como prova legal em entomologia forense e são responsáveis como vetor de transmissão de parasitas/patógenos do gado. A miíase humana é rara nos países desenvolvidos e pode ser frequentemente observada em regiões tropicais e subtropicais. A faixa etária geriátrica, a falta de higiene, as condições socioeconómicas baixas, os distúrbios metabólicos subjacentes como a diabetes, as doenças vasculares que reduzem a circulação sanguínea e as doenças cancerosas podem predispor à miíase humana [27, 28]. Estudos demonstraram que as larvas se adaptam a um ambiente e sofrem hipobiose dentro ou fora do hospedeiro, de acordo com as condições climáticas e a estação do ano. Os relatos de infestação de um certo tipo de larvas de moscas entre os animais domésticos no sul da Europa e a utilização de tratamento antiparasitário específico poderiam bem explicar o grau de biodiversidade parasitária e o nível de seleção de espécies nas larvas de moscas [7]. Chuvas fortes podem predispor o gado a ser infestado com larvas de moscas que, por sua vez, podem levar à infestação de outros habitantes, incluindo os seres humanos. A habitação na floresta, quer por motivos profissionais quer por outros motivos, pode predispor à infestação por larvas de moscas. A miíase humana está diretamente relacionada com a endemicidade das espécies de larvas de moscas prevalecentes nessa área [23].

Características clínicas

As características clínicas da miíase humana variam consoante o local de infestação e o tipo e número de larvas da mosca. A infestação assintomática não pode ser excluída. As moscas causadoras de miíase obrigatória podem criar cavidades nasofaríngeas (bots nasais), bots do trato digestivo e até envolver quaisquer órgãos internos de animais e humanos [29]. As larvas podem depositar-se no olho, causando uma oftalmomiíase dolorosa que se assemelha à sensação de um corpo estranho no olho. A reação inflamatória no local de larviposição devido à ativação dos mastócitos e à produção de IgE pode limitar o desenvolvimento das larvas [30]. As larvas acidentalmente ingeridas na boca podem estar presentes na cavidade oral nos espaços danificados das gengivas e dos dentes. A infestação larvar da pele, miíase cutânea, pode apresentar-se sob diferentes formas, como miíase furuncular, miíase rasteira, miíase de feridas e miíase subcutânea. A miíase cutânea ou larva migrans (normalmente observada no *Ancylostoma duodenale*, um nemátodo) pode ser observada nos pés, nádegas e tronco e apresenta-se como um furúnculo, pruriginoso ou eritematoso, massas ou linhas dolorosas formadas devido ao movimento das larvas na pele e nos tecidos subcutâneos

[31].

A presença de larvas no ouvido (miíase auricular) pode levar à perfuração da membrana timpânica, perda de audição e hemorragia e, raramente, as larvas podem migrar para as meninges. A miíase gastrointestinal, causada pela ingestão acidental de larvas de moscas, pode apresentar-se sob a forma de náuseas, vómitos, dores abdominais, distensão abdominal, perda de apetite, perda de peso e diarreia episódica, tal como acontece com os parasitas intestinais. As larvas do trato gastrointestinal podem passar para a pele e outros órgãos. A miíase gastrointestinal é frequentemente ignorada como pseudo miíase, uma vez que a maioria das larvas de mosca morre antes de chegar ao intestino delgado devido à acidez. Na literatura são relatados casos de miíase que envolvem vários outros órgãos, com diferentes condições subjacentes. Os relatos de infeção em recém-nascidos não revelam qualquer predileção pela idade. A miíase nosocomial, embora rara, foi registada [32,33].

Identificação laboratorial

Embora a maioria das infestações por larvas de moscas seja benigna, a identificação assume importância para iniciar o tratamento sempre que necessário e para fins epidemiológicos [1]. Dependendo do local da infestação, as larvas podem ser extraídas mecanicamente da pele e da pele subcutânea com uma pinça ou utilizando pressão após a aplicação de petrolato, óleo de palma, óleo sem colesterol (óleo de laser), cera, gordura de porco e parafina para reduzir o fornecimento de oxigénio às larvas, de modo a que estas saiam por falta de ar, ou outros procedimentos cirúrgicos. A aplicação de produtos químicos como sprays de cloreto de etilo, azoto líquido, 15% de clorofórmio em óleo ou 1% de creme de ivermectina tem sido utilizada isoladamente ou em combinação. Além disso, a lidocaína pode ser injectada na base da cavidade tecidular em que a larva habita, forçando assim a larva a vir à superfície através de pressão hidrostática. A extração das larvas por aplicação de pressão não é preferível, uma vez que pode provocar a lise das larvas, o que, por sua vez, pode levar a reacções de hipersensibilidade graves. É preferível efetuar um exame das fezes em caso de manifestações gastrointestinais [26]. As fases larvares da mosca são identificadas macroscopicamente com base na forma, tamanho e cor. A presença de segmentos, superfícies dorsal e ventral, espiráculos anteriores e posteriores e a presença de espinhos no corpo podem ajudar na identificação. A microscopia ótica e os estudos electromicrográficos podem confirmar a identificação e o estádio das larvas com base na presença de papilas e na disposição dos espiráculos anteriores e posteriores. A cultura de formas larvares para as suas formas adultas é outro método de identificação [34,35].

Conclusão

As larvas de mosca (*Lucilla sericata*) têm sido alegadamente utilizadas no desbridamento de tecidos necrosados, designado por técnica de desbridamento por larvas (MDT) [36]. Apesar dos rápidos avanços no domínio da medicina, há muitas áreas a focar que constituem um problema de saúde pública. A miíase humana, embora não seja atualmente um problema grave, se formos complacentes, pode vir a tornar-se um enorme fardo a seu tempo. Relatórios esporádicos e literatura inadequada sobre infestações de larvas de moscas em seres humanos subestimaram a gravidade da provável ameaça [37]. A infestação por larvas de moscas pode causar perdas significativas para o gado em geral e a infestação humana pode ser responsável por enormes perdas económicas [38]. Os relatos de transporte de vários vírus, parasitas e bactérias patogénicos por larvas de moscas devem ser motivo de preocupação. Outro fator limitante é o pouco espaço dedicado nos livros de texto de parasitologia e microbiologia para descrever a miíase humana. Os médicos, veterinários, entomologistas, parasitologistas e microbiologistas devem ser envolvidos no diagnóstico correto da infestação por larvas de moscas com base num guia claro de suspeita e no tratamento iniciado onde e quando necessário para reduzir a morbilidade [39]. As medidas de controlo incluem a captura de moscas utilizando a técnica de armadilha e isco, a vacinação dos animais e o tratamento químico para reduzir a infestação de moscas [40,41].

CAPÍTULO 4

MIÍASE PEDIÁTRICA: UMA POTENCIAL AMEAÇA PARA A SAÚDE PEDIÁTRICA NO MUNDO EM DESENVOLVIMENTO

Venkataramana Kandi

A infestação de larvas de moscas no ser humano é um problema de saúde pública pouco reconhecido e pouco divulgado, mas grave, especialmente nos países em desenvolvimento e de baixo nível socioeconómico. Ainda não classificadas como uma infeção parasitária, as larvas de moscas podem sobreviver no ser humano, resultando em morbilidade grave. Dependendo da necessidade de um hospedeiro para a sua sobrevivência e posterior desenvolvimento no hospedeiro (humano/animal), as espécies de larvas de moscas são classificadas como específicas, semi-específicas e acidentais por natureza. Mais de 90 % das infestações por larvas de moscas são atribuídas à deposição/entrada acidental de larvas/ovos de moscas no ser humano, quer devido a traumatismos, quer pelo consumo de alimentos e água contaminados [1].

Dermatobia hominis (mosca do gado humano), *Oestrus Ovis* (mosca do gado ovino), *Gasterophilus* spp (mosca do cavalo) e *Hypoderma bovis* (mosca do gado bovino) pertencem a espécies de larvas de moscas que necessitam de um hospedeiro vivo (miíase específica) para a sua sobrevivência e crescimento e estão frequentemente associadas à infestação humana/animal. *Lucilia* spp. (mosca verde), *Cochliomyia* spp. (mosca azul), *Phormia* spp. (mosca preta), *Calliphora* spp. (mosca varejeira) e *Sarcophaga* spp. (mosca da carne ou sarcófagos) são um grupo de larvas de moscas responsáveis por miíases não específicas. Estas põem ovos em matéria animal ou vegetal em decomposição, que também desenvolvem larvas em feridas ou chagas abertas.

As moscas que não necessitam de um hospedeiro para se desenvolverem depositam os seus ovos em produtos comestíveis (alimentos, legumes, frutas, etc.) para que as larvas que eclodem possam sobreviver alimentando-se dos alimentos, o que pode levar à pseudomíase, que é causada por *Musca domestica* (mosca doméstica), *Fannia* spp. (moscas das latrinas), *Eriatalis tenax* (larvas de rabo de rato) e *Muscina* spp. Dependendo do tipo de infestação larvar, a miíase humana pode ser miíase obrigatória, miíase facultativa e miíase acidental [2]. A maioria das infecções humanas são acidentais e as crianças, com os seus hábitos naturais de brincar na lama, não lavar as mãos antes de comer e consumir alimentos como frutos que não estão devidamente limpos quando não são supervisionadas pelos pais e tutores, são mais susceptíveis à miíase do que qualquer outra população. Embora a miíase humana não necessite de tratamento específico e a infestação seja eliminada naturalmente, a infestação prolongada nas crianças pode resultar em desnutrição, perda de peso, atraso no crescimento e redução da atividade física e mental [3]. A orientação adequada dos pais sobre a higiene das crianças e a aplicação de insecticidas nos ambientes podem reduzir a infestação de moscas e a melhoria do saneamento e da higiene pessoal pode evitar a infestação recorrente de larvas.

Embora ainda não existam directrizes de tratamento específicas para a miíase humana, a Ivermectina Oral (200 Lig/Kg) foi experimentada com sucesso para a remoção completa da infestação por larvas de moscas [4]. Os relatos recentes de miíase em crianças e a descoberta de novas espécies de larvas de moscas com potencial para infestar o ser humano devem ser considerados um sério motivo de preocupação [5]. Os pediatras, os neonatologistas e os microbiologistas clínicos devem considerar cuidadosamente o diagnóstico clínico e laboratorial da miíase humana para reduzir a morbilidade.

CAPÍTULO 5

MIÍASE GASTRO-INTESTINAL PEDIÁTRICA PERSISTENTE: RELATO DE UM CASO DE INFESTAÇÃO POR LARVAS DE MOSCA COM MUSCA DOMESTICA COM REVISÃO DA LITERATURA

Venkataramana Kandi

Resumo

A ocorrência de larvas de dípteros no ser humano é designada por miíase humana. A miíase humana pode ser classificada com base no quadro clínico que provoca, como miíase cutânea, miíase ocular, miíase urogenital e miíase intestinal. Com base na necessidade de um hospedeiro, a miíase pode ser dividida em miíase específica e miíase semi-específica. A miíase acidental ocorre quando as larvas da mosca são depositadas/ingeridas pelo ser humano, resultando em infestação, o que também é designado por pseudomiíase. As larvas de moscas podem estar presentes na matéria orgânica morta e em decomposição e nos animais domésticos, como o cão e o gato, que estão naturalmente infestados de larvas de moscas e podem ser fonte de infeção nas crianças. Foram recolhidos muito poucos casos na literatura sobre a ocorrência de miíase intestinal em crianças em todo o mundo. Relatamos um caso de dois irmãos da mesma família infestados com larvas de moscas dípteras

Introdução

A ocorrência de larvas de moscas dípteras no ser humano é designada por miíase humana. Embora a miíase seja uma infeção natural dos animais vivos, os seres humanos podem sofrer de infestação por larvas de moscas[1]. Fredrick William Hope, em 1840 casos relatados de infestação por larvas de moscas dípteras em seres humanos, cunhou o termo miíase em vez de escoliase (miíase causada por larvas de moscas que não pertencem ao grupo dos dípteros), que era utilizado anteriormente[2]. A miíase humana pode ser classificada com base no quadro clínico que provoca, como miíase cutânea, miíase ocular, miíase urogenital e miíase intestinal. Com base na necessidade de um hospedeiro, a miíase pode ser dividida em miíase específica e miíase semi-específica. A miíase acidental ocorre quando as larvas da mosca são depositadas/ingeridas pelo homem, resultando em infestação, o que também é chamado de pseudomiíase, uma vez que as moscas adultas não são parasitas por natureza. Tal como descrito por Zumpt em 1965, a verdadeira miíase humana só se estabelece quando as larvas da mosca permanecem no hospedeiro durante um longo período de tempo, alimentando-se dos tecidos vivos ou mortos do hospedeiro, dos fluidos corporais, dos alimentos ingeridos e produzindo doença clínica[3]. As crianças estão entre as pessoas mais predispostas à miíase devido aos seus hábitos de brincadeira. As larvas de moscas podem estar presentes na matéria orgânica morta e em decomposição e nos animais domésticos, como o cão e o gato, que estão naturalmente infestados de larvas de moscas e podem ser fonte de infeção para as crianças[4]. Foram recolhidos muito poucos casos na literatura sobre a ocorrência de miíase intestinal em crianças em todo o mundo[5,6,7,8].

Apresentação de um caso

Um pai trouxe amostras de fezes dos seus dois filhos em idade pré-escolar e queixou-se da presença de numerosas formas larvares vivas nas fezes. Verificou-se que as crianças sofriam de sintomas gastrointestinais, incluindo diarreia persistente, dores abdominais e, ocasionalmente, náuseas e vómitos. Os sintomas prolongavam-se por mais de quatro semanas. As crianças perderam o apetite, mostraram sinais de fadiga e registaram uma redução significativa do peso ao longo de um mês, tendo apresentado sinais de mal-estar e fraqueza. As crianças também estavam a desenvolver comichão na pele perto da região perianal e perineal e no abdómen. O pai das crianças tinha uma empresa de preparação e fornecimento de vermicomposto. O ambiente da casa inclui muita matéria em decomposição como parte da sua atividade. Depois de receber a amostra fecal, verificou-se que estavam presentes muitas formas larvares vivas em fezes escassas. O exame das fezes para outras formas parasitárias comuns foi negativo. A análise microscópica das fezes não revelou quaisquer perturbações digestivas ou outras condições patológicas. Não foi efectuada endoscopia. As larvas foram colhidas das fezes e as suas peças bucais, espiráculos e outros materiais foram primeiro limpos através da maceração da amostra numa solução aquosa a 10% de hidróxido de potássio (KOH) à temperatura ambiente durante pelo menos 15 minutos. À medida que os tecidos amoleciam, as larvas eram arrancadas com pinças finas ou agulhas afiadas. A observação microscópica revelou o esqueleto cefalofaríngeo com um gancho caraterístico de cor preta, como se mostra na **Figura 1**.

Figura 1: Esqueleto cefalofaríngeo com gancho caraterístico de cor preta

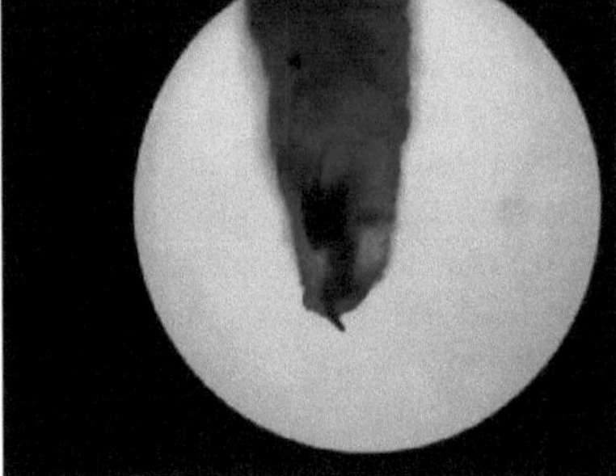

Espiráculos respiratórios anteriores e espiráculos posteriores em forma de "D", como mostra a figura 2

Figura 2: Espiráculos respiratórios anteriores e espiráculos posteriores em forma de "D

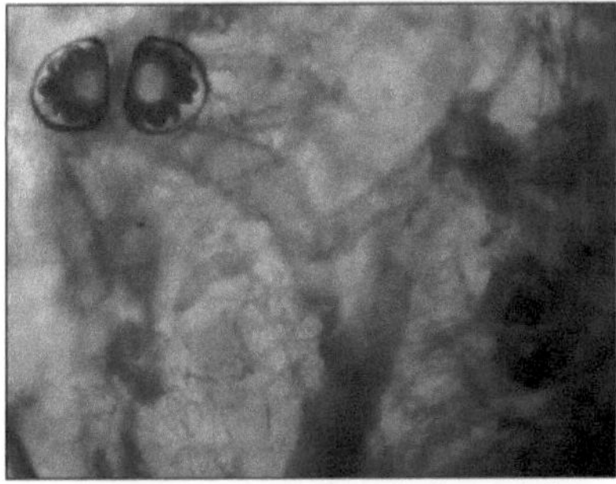

As pupas de cor escura foram demonstradas em laboratório, como mostra a **figura 3**.

Figura 3 Pupas de cor escura

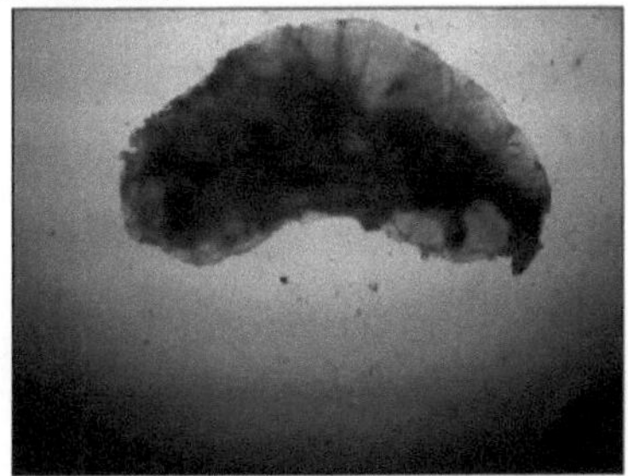

As larvas foram conservadas em laboratório para o desenvolvimento da mosca adulta. Após o desenvolvimento em mosca adulta, confirmou-se que pertencia à mosca doméstica, como se mostra na **Figura 4**.

Figura 4 A mosca adulta

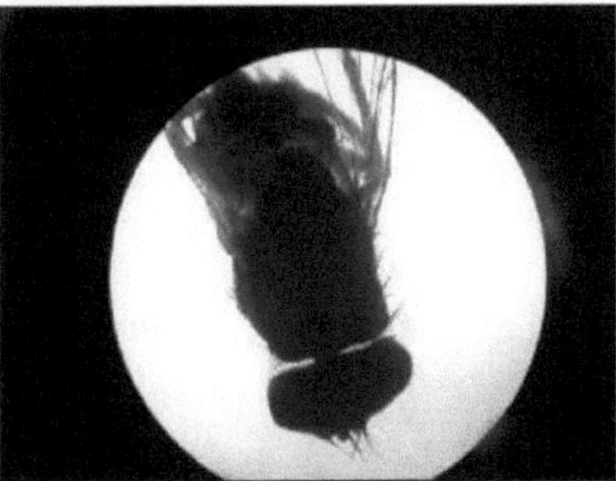

Como não existe medicação aprovada para o tratamento, os pais foram aconselhados a tomar as precauções necessárias e a evitar uma possível reexposição. As manifestações alérgicas foram tratadas com corticosteróides e foram prescritos suplementos nutricionais e vitamínicos às crianças. Uma análise telefónica pelo pai, relativamente às condições do doente, mostrou que, após cerca de uma semana, as larvas deixaram de aparecer nas fezes.

Discussão

A miíase causada por larvas de moscas foi classificada em três tipos, incluindo a miíase obrigatória, a miíase facultativa e a miíase acidental. As larvas de moscas que necessitam de tecidos vivos de mamíferos para sobreviver são responsáveis pela miíase obrigatória, as que infestam tecidos feridos ou necrosados causam a miíase facultativa e as larvas de moscas que são acidentalmente ingeridas ou depositadas em tecidos de seres humanos ou animais podem ser responsáveis pela miíase acidental[9], *Hypoderma spp.*, *Chrysoma spp.* e *Sarcophagidae* (moscas da carne) são frequentemente responsáveis pela miíase. Outras larvas de moscas pertencentes a *Anisopodidae*, *Piophilidae*, *Stratiomyidae* e *Syrphidae* causam ocasionalmente miíase. Dependendo da relação entre o hospedeiro e as espécies de larvas de moscas infestantes, a miíase pode ser específica, semi-específica ou acidental. As moscas que necessitam de um hospedeiro para o desenvolvimento larvar causam miíase específica *Dermatobia hominis* (mosca do boi humano), *Cordylobia anthropophagi* (mosca do tumbu), *Oestrus ovis* (mosca do boi ovino), *Hypoderma bovis* (mosca do boi bovino), *Gasterophilus spp.* (mosca do cavalo), *Cochliomyia hominivorax* (mosca da lagarta do novo mundo), *Chrysomya bezziana* (mosca da lagarta do velho mundo), *Auchmeromyia senegalensis* (larva do chão do Congo) e *Cuterebra spp.* (mosca do roedor e do coelho). A miíase inespecífica é causada por moscas que põem ovos em matéria animal ou vegetal em decomposição e que também desenvolvem larvas em feridas abertas ou chagas, incluindo *Lucilia spp.* (mosca verde), *Cochliomyia spp.* (mosca azul), *Phormia spp.* (mosca preta), *Calliphora spp.* (mosca varejeira) e *Sarcophaga spp.* (mosca da carne ou sarcófagos). As moscas que não precisam de nenhum hospedeiro para se desenvolverem, depositam ovos acidentalmente, levando à pseudomiíase, que é causada por *Musca domestica* (mosca doméstica), *Fannia spp.* (moscas das latrinas), *Eriatalis tenax* (larvas de cauda de rato) e *Muscina spp.*[10] Mais de cinquenta moscas foram alegadamente responsáveis por diferentes tipos de miíase nos seres humanos. Estudos anteriores mostraram que a *M. Stabulans*, a mosca doméstica comum, é responsável pela maioria dos casos de miíase, uma vez que a mosca fêmea oviposita cerca de 150 ovos nos alimentos ou noutra matéria em decomposição, que mais tarde sofrem alterações de desenvolvimento envolvendo três fases larvares (o primeiro instar, 2nd instar e 3rd instar) antes de se transformarem em pupa e em adulto[9]. Muitas espécies de larvas de moscas que podem ser acidentalmente ingeridas com os alimentos não conseguem sobreviver no ambiente gastrointestinal. A sobrevivência das larvas através da passagem do ambiente ácido do estômago para a natureza alcalina posterior do intestino é menos compreendida. Pensa-se que a presença de um revestimento quitinoso nas larvas pode ajudar à sua sobrevivência ao longo do trato gastrointestinal até à eclosão no intestino. Os insectos têm o hábito de pôr ovos em alimentos não cobertos, incluindo frutos, na convicção de que podem ser utilizados pelas larvas em desenvolvimento.

As crianças, por natureza, a menos que estejam sob a tutela dos pais, têm o hábito de consumir alimentos infestados de larvas de mosca sem uma limpeza ou inspeção adequadas. A literatura refere o autodiagnóstico, quer pelos próprios doentes quer pelos pais, no caso de doentes do grupo etário pediátrico que observam a presença de vermes esbranquiçados e móveis nas fezes. Outro inconveniente no diagnóstico clínico da miíase intestinal humana é o facto de, na maioria dos casos, as formas larvares não sobreviverem e serem eliminadas após a infestação inicial. No presente caso, embora as formas larvares infestantes pertencessem a larvas de moscas facultativas, a exposição repetida aos ovos e larvas presentes no ambiente doméstico pode ter sido responsável pela infestação persistente e pela patologia clínica. A miíase, embora não seja considerada uma infeção parasitária e possa não ser uma ameaça à vida, provoca uma morbilidade significativa, especialmente em crianças e mulheres grávidas.

Os microbiologistas devem identificar adequadamente a doença e informar para ajudar no tratamento correto do doente. A aplicação de insecticidas no ambiente pode reduzir a infestação de moscas. A melhoria do saneamento e da higiene pessoal pode evitar a infestação recorrente de larvas. Um estudo recente revelou a eficácia da Ivermectina oral (200 Lig/Kg) para a remoção completa da infestação por larvas de moscas[8].[9,11,12,13,14,15] É agora claro que a infestação gastrointestinal de crianças com larvas de moscas não é invulgar. Os relatórios sublinharam o aumento da prevalência da miíase humana na população rural em comparação com a população urbana, o que pode ser atribuído a diferentes actividades domésticas, incluindo a agricultura. A predileção sazonal pela miíase humana pode dever-se ao facto de as larvas se desenvolverem no solo húmido da estação das chuvas[16]. Os relatos de novas espécies de larvas de moscas que causam miíase em seres humanos são motivo de preocupação[17].

Conclusão

A miíase, apesar de não ser reconhecida como uma infeção parasitária e de não existir nenhum medicamento aprovado para o seu tratamento, foi demonstrado na literatura publicada que as larvas de moscas do grupo dos dípteros podem alimentar-se de tecidos vivos ou mortos, ingerir material alimentar e sobreviver tanto em animais (mamíferos) como em seres humanos, podendo ser responsáveis por manifestações clínicas variadas. Provavelmente devido à subnotificação, muitos clínicos e pediatras ainda não têm conhecimentos adequados sobre as implicações clínicas da miíase humana. Voltamos a sublinhar o papel da miíase humana e a morbilidade associada que causa, tal como evidenciado pelo aumento de relatos a nível mundial. Mais do que os adultos, as crianças estão predispostas à infestação por larvas de moscas devido aos seus habitats de brincadeira e à falta de conhecimentos de higiene, especialmente nas zonas rurais. Os pediatras devem estar atentos às larvas causadoras de miíase e tomar aconselhamento de microbiologistas na identificação laboratorial e iniciar um tratamento de apoio adequado sempre que necessário para minimizar a morbilidade.

CAPÍTULO 6

REVISÃO DA ESTRONGILOIDÍASE HUMANA

Venkataramana Kandi

Resumo

Entre os vários parasitas helmínticos que infectam os seres humanos, *o Stongyloides steroralis* assume um estatuto especial devido ao seu ciclo de vida versátil e ao seu potencial para causar infecções agudas, crónicas e disseminadas. A estrongiloidíase pode tornar-se uma infeção potencialmente fatal em indivíduos com o sistema imunitário comprometido. Outro fenómeno interessante da estrongiloidíase humana é a associação da infeção por *S stercoralis* e da sua fisiopatologia com doenças co-mórbidas, como a tuberculose e a infeção pelo VIH, prevalecentes nas regiões endémicas. Estudos recentes demonstraram a influência da estrongiloidíase nas respostas imunitárias das células T CD+. Existe pouca literatura disponível sobre a epidemiologia da estrongiloidíase em todo o mundo, o que compromete o seu potencial patogénico. O presente manuscrito tenta rever e atualizar tanto os clínicos como os microbiologistas clínicos acerca da estrongiloidíase humana.

Introdução

A estrongiloidíase é uma doença parasitária infecciosa causada pelo nemátodo intestinal *Strongyloides stercoralis*. Esta infeção é prevalente em todo o mundo, exceto na Antárctida e com predominância nos climas quentes e húmidos das regiões tropicais e subtropicais do mundo. A infeção humana com *S stercoralis* foi descoberta pela primeira vez em soldados franceses que regressavam das fronteiras da Indochina e é designada por diarreia da Cochinchina [1].

Foi observado que os cães, gatos e outros mamíferos podem atuar como reservatórios de *S stercoralis*. *Strongyloides fulleborni*, *S myopotami* e *S procynosis* são as únicas outras espécies de *Strongyloides* entre as 52 identificadas que causam infecções normalmente em chimpanzés e babuínos e outros animais e podem infetar acidentalmente os seres humanos (estrongiloidíase zoonótica) [2,3]. As taxas exactas de prevalência da estrongiloidíase não são conhecidas, mas estima-se que cerca de 100 milhões de pessoas possam estar afectadas em todo o mundo [4]. Observou-se que a estrongiloidíase é mais frequente na população rural e nas pessoas que vivem na pobreza. Os factores predisponentes para a infeção com *S. stercoralis* incluem andar descalço em solo contaminado com fezes humanas e água de esgotos.

Ciclo de vida de S *stercoralis*

O S. stercoralis é um parasita típico que não só pode continuar a viver livremente no ambiente (solo e água), como também pode causar infecções humanas ligeiras a graves e potencialmente fatais. O ciclo de vida livre do *Strongyloides* começa com a deposição de larvas rabditiformes no solo, que, em vez de se transformarem em larvas filariformes infecciosas, se desenvolvem em vermes adultos machos e fêmeas, sofrem fertilização e produzem larvas rabditiformes. As larvas rabditiformes, em vez de continuarem o ciclo de vida livre, podem, em alguns casos, desenvolver-se diretamente em larvas filariformes infecciosas e penetrar na pele humana, iniciando assim a infeção e o ciclo de vida infecioso/parasitário [5]. As larvas filariformes que penetram na pele com a ajuda da enzima protease histolítica vagueiam através dos tecidos conjuntivos subcutâneos e chegam aos intestinos ou, em alguns casos, as larvas filariformes penetram na pele e entram diretamente no sangue através do sistema linfático e, depois de chegarem aos pulmões, podem ser expelidas pela tosse ou engolidas pelo estômago e dirigir-se para os intestinos. Depois de chegarem aos intestinos, as larvas filariformes fixam-se às células epiteliais intestinais e incorporam-se nas pregas intestinais, desenvolvendo-se nas formas adultas e as fêmeas sofrem auto-fertilização (partenogénese) para libertarem ovos no lúmen do intestino, que imediatamente dão origem a larvas rabditiformes. As larvas rabditiformes assim libertadas são eliminadas através das fezes para continuarem o ciclo de vida livre no ambiente ou podem transformar-se imediatamente numa larva filariforme e penetrar na mucosa intestinal/pele da periné, resultando numa autoinfeção interna. Algumas das larvas rabditiformes deslocam-se para as regiões perianais e desenvolvem-se em larvas filariformes, podendo penetrar na pele e causar auto-infeção externa [6,7].

Factores predisponentes para a infeção por *S stercoralis*

Embora o tempo exato de incubação desde a penetração na pele até aos sintomas iniciais não seja claro, pensa-se que pode demorar cerca de um mês até à presença de larvas nas fezes.

Os factores predisponentes para a infeção por *S stercoralis* são a terapia com corticosteróides [8,9]. Outros tratamentos imunossupressores que incluem a terapia antibiótica crónica e o tratamento com moduladores do fator de necrose tumoral (TNF). A infeção pelo vírus da imunodeficiência humana (VIH), os tumores malignos de órgãos sólidos/hematológicos, o transplante de órgãos, a desnutrição, a hipogamaglobulinemia, a doença renal crónica, as doenças do colagénio/vasculares, as perturbações metabólicas, o alcoolismo e a idade avançada são outros factores que podem predispor à estrongiloidíase [10-16].

Epidemiologia da estrongiloidíase humana

A estrongiloidíase humana é considerada uma doença tropical negligenciada e é uma infeção parasitária subdiagnosticada [17-19]. Existem apenas alguns estudos disponíveis na literatura que relatam a epidemiologia da estrongiloidíase em todo o mundo. Observou-se que a prevalência da estrongiloidíase varia entre 10 e 40% nas regiões tropicais e subtropicais do mundo [20]. Foi comunicada uma prevalência de 40% na região africana, nas regiões do sudeste asiático, no Médio Oriente, em partes do Brasil, em Espanha e na Austrália [21-24]. Foi registada uma taxa de prevalência de 8,7% na região da Amazónia peruana [25]. A prevalência foi mais frequente entre as crianças, o que se atribui aos seus habitats de brincadeira e hábitos de higiene [26]. A infeção *por S stercoralis* é rara na América, com exceção de algumas partes (Apalaches, Kentucky, Virgínia Ocidental, Porto Rico e Tennessee) que revelaram uma taxa de prevalência de 4% [27]. Um estudo efectuado na China revelou um aumento da prevalência durante a década anterior e um total de casos notificados [28]. Um estudo da Malásia, que analisou os dados de 12 anos, revelou uma taxa de prevalência de 0,08%. Este estudo também observou que, entre a população infetada, 92% tinham uma ou outra comorbilidade [29]. Um estudo efectuado no Camboja, que incluiu 458 crianças que frequentavam as escolas e que foi testado para detetar a presença de S stercoralis, revelou uma taxa de prevalência de 24,4% [30]. Outro estudo recente efectuado nas zonas rurais do Camboja revelou uma elevada incidência de estrongiloidíase humana (44,7%) [31]. Um único caso isolado de infeção por *S stercoralis* numa rapariga branca de 8 anos de idade que frequentava a escola foi recentemente relatado no nordeste da América (Pensilvânia) [32]. Um estudo epidemiológico de levantamento da estrongiloidíase humana no Japão mostrou que a prevalência na comunidade (18,7%) era mais elevada em comparação com os casos diagnosticados em hospitais (13,6%) [33]. Dois estudos efectuados no Peru revelaram que a prevalência da estrongiloidíase era mais elevada (22%) quando se realizavam testes de diagnóstico múltiplos, em comparação com a utilização apenas de métodos serológicos (8,7%) [25,34]. Embora os estudos epidemiológicos da Índia sejam escassos, existem vários estudos de casos isolados que põem em causa a prevalência real da estrongiloidíase humana na Índia e em muitos outros países tropicais e subtropicais [3543].

Fisiopatologia da estrongiloidíase

Na maioria das pessoas, a infeção pode permanecer sem sintomas, mas alguns doentes podem apresentar sintomas clínicos que podem incluir dor abdominal, náuseas, perda de apetite, episódios alternados de diarreia e obstipação, sangue nas fezes (sangue oculto), dor epigástrica, plenitude pós-prandial do estômago, inchaço e algumas queixas de azia. A presença de parasitas nos pulmões pode precipitar tosse seca e dores de garganta recorrentes. O movimento do parasita sob a pele, designado por larva currens, provoca erupções cutâneas eritematosas elevadas (utricária, erupção maculopapular serpiginosa) que envolvem geralmente as pernas, coxas, regiões perineais e nádegas [44]. A auto-infeção pode levar a uma infeção crónica e persistente e, em indivíduos imunocomprometidos, *o S stercoralis* pode causar síndrome de hiper-infeção e estrongiloidíase disseminada [45-48].

Também foi observado que os doentes que sofrem de estrongiloidíase crónica podem apresentar artrite, sinais e sintomas relacionados com má absorção crónica, obstrução duodenal, síndrome nefrítico, sintomas de asma e arritmias cardíacas. Observou-se que a eosinofilia ligeira a moderada era o achado hematológico laboratorial mais comum entre os doentes infectados. A síndrome de hiper-infeção pode ser diagnosticada por sintomas clínicos que incluem vómitos, ileus, edema intestinal, ulceração intestinal, obstrução, apendicite e hemorragia, peritonite, sépsis bacteriana secundária e síndrome nefrótica [49-51]. Os sintomas do trato respiratório que indicam hiper-infeção podem apresentar-se como pieira, dispneia, pneumonite, hemoptise, síndrome de dificuldade respiratória aguda (SDRA) e insuficiência respiratória [52-57]. Foi observada hemorragia pulmonar secundária a infeção disseminada por *S stercoralis* num doente com lúpus eritematoso sistémico, o que demonstra a importância das co-morbilidades no tratamento da estrongiloidíase humana [58]. A migração das larvas para o cérebro pode ter uma apresentação clínica que inclui meningite asséptica/bacteriana. Em crianças com desnutrição, a infeção por *S stercoralis* pode apresentar-se como diarreia crónica e persistente, caquexia, anorexia e atraso no crescimento. É importante notar que o início da terapia imunossupressora em portadores clinicamente assintomáticos pode resultar em hiper-infeção e consequências graves (morbilidade e mortalidade graves) [39]. Um relatório recente sobre as actividades dos subconjuntos de células T

CD4+, incluindo as Th1, Th2 e Th17, durante a infeção crónica com *S stercoralis* revelou que houve um aumento da frequência de células Th2 não funcionais e duplamente funcionais contra o antigénio específico *de S stercoralis*. Este estudo também confirmou que, após o início do tratamento, se registou uma diminuição da frequência das células Th2. Este estudo pode ser fundamental para o avanço de outros estudos de investigação imunológica sobre a infeção por *Strongyloides* e uma esperança de desenvolver uma vacina no futuro [59,60].

Um estudo recente salientou a importância do rastreio da infeção crónica por *Strongyloides*, uma vez que pode ser responsável por complicações decorrentes de outras infecções associadas. Este estudo relatou um doente pediátrico da República Dominicana que sofria de erupção cutânea pruriginosa recorrente, eosinofilia, que apresentava meningite bacteriana de início agudo e que foi mais tarde investigado e se observou que sofria de estrongiloidíase crónica. Este caso deve ser considerado como o melhor exemplo para explicar o facto de a infeção crónica com *S stercoralis* poder ser um fator predisponente para o desenvolvimento da síndrome de hiperinfecção em condições de imunocomprometimento/terapia com glucocorticóides/tratamento imunossupressor [61].

Existem na literatura relatos isolados e a importância das condições subjacentes na precipitação da estrongiloidíase humana. Infeção por estrongiloidíase humana em pacientes que sofrem de colite ulcerosa, estrongiloidíase disseminada num paciente diabético, estrongiloidíase associada a derrame pleural maligno, hiperinfecção respiratória num paciente que sofre de insuficiência renal, a síndrome de dificuldade respiratória aguda (SDRA) atribuída à infeção por *S stercoralis* num doente com linfoma não-Hodgkin e a estrongiloidíase disseminada em doentes com síndrome de imunodeficiência adquirida (SIDA) são algumas das apresentações clínicas da estrongiloidíase humana em países supostamente endémicos, que devem ser consideradas como uma preocupação séria que exige mais investigação e uma maior compreensão do curso clínico da infeção por *Strongyloides* [62-68].

Diagnóstico laboratorial da estrongiloidíase

O diagnóstico laboratorial da estrongiloidíase envolve a demonstração de larvas nas fezes utilizando o método de montagem húmida, o método microscópico mais comum, como se mostra na **Figura 1**.

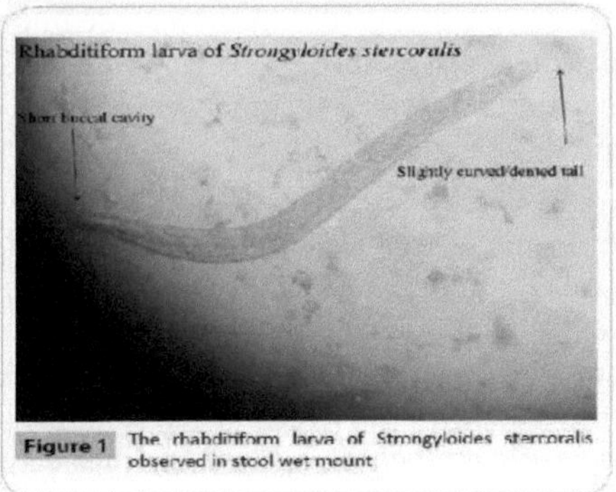

Figure 1 The rhabditiform larva of Strongyloides stercoralis observed in stool wet mount

Verificou-se que a sensibilidade de um único exame microscópico fecal direto é inferior a 30% e que existe uma probabilidade de 70% se forem analisadas três amostras fecais. As hipóteses de encontrar larvas só aumentam depois de recolher e observar mais de sete amostras de cada doente suspeito; aplicando técnicas de concentração de fezes juntamente com outras técnicas laboratoriais avançadas [69,70]. A microscopia de outras amostras, incluindo expetoração, vómito, aspirados duodenais, líquido cefalorraquidiano, líquido ascético e outros, também pode ser benéfica em casos de hiper-infeção e estrongiloidíase disseminada. O exame histológico de aspirados duodenais e de amostras de biopsia duodenal e de jejuno para o diagnóstico da estrongiloidíase também se revelou prometedor [71-74]. Outros métodos para diagnosticar a infeção por *S stercoralis* incluem a deteção de anticorpos IgG específicos utilizando o ensaio de imunoabsorção enzimática (ELISA), o teste radioalergossorvente para a deteção de anticorpos IgE específicos, o teste de imunofluorescência indireta, o teste de fixação do complemento, o teste de aglutinação de partículas de gelatina e o ensaio de western blot [75,76]. Foi também experimentado um teste cutâneo utilizando os extractos de larvas de *S stercoralis* [18]. O método do sistema de imunoprecipitação da luciferase (LIPS), recentemente descrito, demonstrou ser melhor do que o ELISA para o diagnóstico da estrongiloidíase [77]. As técnicas de diagnóstico molecular que utilizam a reação em cadeia da polimerase (PCR) multiplex e a PCR em tempo real estão disponíveis para um diagnóstico mais sensível e específico da estrongiloidíase [78,79]. Um estudo de investigação recente realizado no Brasil avaliou a utilidade do teste ELISA para a deteção de IgG sérica e IgA salivar no diagnóstico da estrongiloidíase. Este estudo também comparou o teste ELISA com o exame de fezes e concluiu que o teste ELISA para a deteção de IgG no soro apresentava uma especificidade e sensibilidade elevadas em comparação com a IgA salivar e que havia a possibilidade de uma reatividade cruzada de cerca de 26% com outras infecções parasitárias [80].

Outros métodos de diagnóstico laboratorial da estrongiloidíase humana incluem o teste de anticorpos por imunofluorescência (IFAT) e o western blot (WB) [81,82]. Um estudo recente observou que é muito importante diagnosticar com exatidão a estrongiloidíase, especialmente entre os doentes imunocomprometidos, e que os métodos microscópicos das fezes devem ser sempre complementados com métodos imunológicos e moleculares avançados para melhorar a eficácia do diagnóstico laboratorial da estrongiloidíase humana [83]. A deteção de micro ARN específicos do parasita nas amostras de fezes e a possibilidade de micro ARN circulatório no sangue podem abrir um novo caminho para o desenvolvimento de meios avançados de diagnóstico da estrongiloidíase humana [84].

Profilaxia contra a estrongiloidíase

O tratamento em caso de infeção aguda ou crónica por *S stercoralis* é feito com albendazol e mebendazol. Embora o tiabendazol também seja eficaz, pode não ser preferido devido aos seus efeitos secundários adversos. Atualmente, a ivermectina é considerada o medicamento de eleição para o tratamento da estrongiloidíase. A Organização Mundial de Saúde (OMS) recomenda a utilização de albendazol ou ivermectina numa dose de 400 mg por dia durante três dias e numa dose única de 200 gg/kg de peso corporal, respetivamente [85,86]. Um estudo anterior observou que o tratamento da estrongiloidíase em pessoas co-infectadas com o vírus da leucemia das

células T humanas de tipo 1 (HTLV-1) é difícil, o que pode ser atribuído à expressão elevada de interferão-gama (IFN-y) e do fator de crescimento tecidular-pi (TGF-pi). Este estudo também observou que o aumento dos subconjuntos de IgG4 em comparação com os anticorpos IgE poderia funcionar como anticorpos bloqueadores que restringem a resposta imunitária mediada por IgE [87].
Um estudo sistemático de relatos de casos de estrongiloidíase que se apresentam como síndrome de hiperinfecção e estrongiloidíase disseminada observou que as pessoas em regiões endémicas devem ser cuidadosamente rastreadas, que os doentes de alto risco devem ser identificados e que a ivermectina é o padrão de ouro para o tratamento da estrongiloidíase grave [88].

Conclusão

A partir da literatura disponível, é evidente que a microscopia de fezes tem menos sensibilidade na deteção de larvas de S *stercoralis* e não deve ser considerada como um método de rastreio de rotina para o diagnóstico de estrongiloidíase. Se a microscopia for o único método disponível, devem ser colhidas pelo menos três amostras de fezes dos doentes suspeitos e só pode ser observada uma montagem húmida após a realização de qualquer um dos métodos de concentração de larvas. Os estudos efectuados até agora também demonstraram a utilidade dos métodos serológicos e moleculares no diagnóstico específico da estrongiloidíase. Devido à baixa sensibilidade da microscopia das fezes, há uma necessidade urgente de incorporar uma técnica baseada em ELISA para auxiliar o diagnóstico laboratorial da estrongiloidíase. Os médicos devem saber que a infeção por *S stercoralis* entre os indivíduos imunocomprometidos e em pacientes que recebem terapia imunossupressora correm um risco acrescido de desenvolver a síndrome de hiper-infeção, uma forma disseminada e fatal de estrongiloidíase que resulta em mortalidade. As crianças correm um risco acrescido de contrair estrongiloidíase devido aos seus hábitos de brincar em ambientes (solo e água) contaminados com larvas, especialmente nos países em desenvolvimento e do terceiro mundo. A melhoria das técnicas de eliminação de esgotos, um melhor saneamento e a prática de hábitos de higiene podem reduzir o risco de infeção. A partir da literatura disponível, torna-se evidente que o curso clínico da estrongiloidíase humana também pode ser influenciado por co-morbilidades e que existe uma necessidade emergente de estudos sobre uma melhor compreensão da epidemiologia, patogénese, apresentação clínica, imunologia e abordagens melhoradas para o diagnóstico e a terapêutica da infeção por S *stercoralis*.

CAPÍTULO 7
ESTRONGILOIDÍASE HUMANA: UMA PERSPECTIVA DOS PARACTITIONERS

Venkataramana Kandi

Resumo

Entre as muitas doenças infecciosas prevalecentes no mundo, algumas são doenças infecciosas emergentes e emergentes, que incluem o vírus da gripe. Há outras infecções que se propagam por todo o mundo, causando pandemias, como o vírus da imunodeficiência humana (VIH). As doenças infecciosas parasitárias humanas assumem maior importância na perspetiva da saúde pública, uma vez que contribuem para a maioria da morbilidade, especialmente nos países em desenvolvimento e economicamente fracos, afectando geralmente a idade pediátrica e os jovens adultos, bem como os indivíduos imunocomprometidos. A estrongiloidíase humana é uma dessas doenças parasitárias, que é menos estudada e pouco relatada, o que prejudica a sua importância clínica. Este manuscrito tenta reinventar o potencial patogénico da infeção por *Strongyloides stercoralis*, a identificação laboratorial da estrongiloidíase humana e as perspectivas futuras.

Introdução

O Strongyloides stercoralis é um parasita intestinal pertencente ao grupo dos nemátodos. É o único outro parasita que pode causar infeção humana através da penetração da pele pelas formas larvares, juntamente com o *Ancylostoma duodenale*. Os seres humanos podem contrair a infeção *por S stercoralis* quando andam descalços no solo contaminado com formas larvares infecciosas do parasita. A forma infecciosa do parasita, a larva filariforme, entra nos tecidos conjuntivos subcutâneos da pele e vagueia por baixo da pele para produzir uma lesão cutânea serpiginosa caraterística, designada por larva currens. A larva pode seguir dois caminhos para chegar ao intestino. Ou entram no sangue diretamente através dos vasos linfáticos e deslocam-se para os pulmões, sendo expelidas pela tosse ou engolidas de volta para o estômago, ou deslocam-se diretamente do tecido conjuntivo subcutâneo para o intestino. Depois de chegarem ao intestino, as larvas crescem e tornam-se adultas, sendo que os vermes machos não ajudam na fertilização, sendo apenas eliminados pelas fezes, enquanto as fêmeas se fixam nas pregas intestinais e, mais tarde, produzem ovos com a ajuda da partenogénese. Como são ovovivíparos, os ovos que passam para o lúmen eclodem imediatamente as larvas rabditiformes, que são excretadas nas fezes, como se mostra na **Figura 1**.

As larvas rabditiformes são formas não infecciosas e alimentares, que podem viver livremente no ambiente (solo e água) e mais tarde transformar-se em larvas filariformes à espera da entrada num novo hospedeiro humano.[1],[2],[3],[4]

A maioria das infecções humanas de *S stercoralis* permanece assintomática. As crianças sofrem geralmente de estrongiloidíase aguda.[5],[6],[7] Os doentes com condições imunossupressoras correm um risco acrescido de infeção crónica com *S stercoralis* e, nesses indivíduos, a estrongiloidíase pode apresentar-se como síndrome de hiperinfecção e estrongiloidíase disseminada. Trata-se de uma situação em que a larva do S *stercoralis* se desloca para vários órgãos, como o pulmão, o fígado, os rins e o cérebro, resultando num desfecho fatal .[8],[9],[10]

Diagnóstico laboratorial da estrongiloidíase humana

O diagnóstico laboratorial da maioria das infecções parasitárias transmitidas por via fecal-oral é efectuado através de um método microscópico simples designado por montagem húmida de fezes. A utilização de métodos de concentração como a solução salina saturada, os métodos de sedimentação com formol-éter e as técnicas de flutuação com sulfato de zinco podem aumentar as hipóteses de encontrar as formas parasitárias nas fezes. Estudos anteriores observaram que, para encontrar a larva *S stercoralis*, é necessário recolher e observar pelo menos sete amostras de fezes do doente suspeito.[11] A maioria dos microbiologistas clínicos tem dificuldade em distinguir entre a larva de *A. duodenale* e a de *S stercoralis*. De facto, as fezes recém-passadas de uma pessoa infetada com *A. duodenale* contêm normalmente ovos e não larvas. Mas um atraso na observação do espécime pode resultar na eclosão da larva a partir do ovo. Embora seja difícil, existem alguns caracteres que ajudam os microbiologistas a distinguir entre a larva de *A. duodenale* e a de *S stercoralis*. A larva rabditiforme de *S stercoralis* pode ser identificada pela presença de uma cavidade bucal curta, esófago claro e um primórdio genital proeminente. A extremidade da cauda da larva de S *stercoralis* é ligeiramente curvada/dentada e pontiaguda quando comparada com a larva de A. *duodenale,* que apresenta uma cauda pontiaguda e reta, como se mostra na **figura 1**.

Figura 1: Larva rabditiforme de S *stercoralis* mostrando uma cavidade bucal curta e uma cauda curvada/dentada

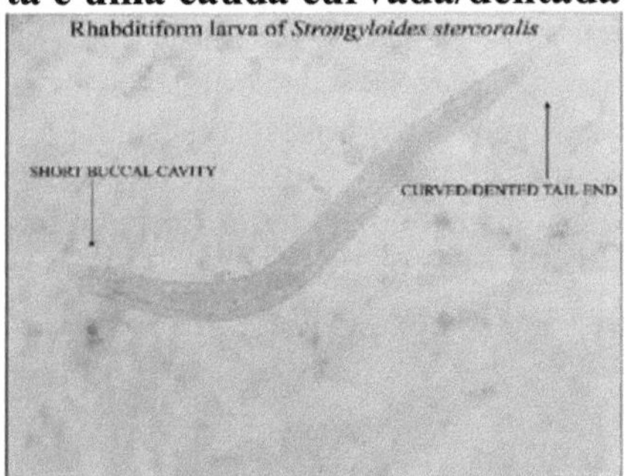

Tendo em conta a baixa sensibilidade da microscopia direta das fezes, os laboratórios de microbiologia clínica são aconselhados a incorporar pelo menos uma das técnicas de concentração para aumentar as hipóteses de encontrar a larva. O método de Baermann, a técnica de cultura em placa de ágar Koga, o método de papel de filtro Harada-Mori e as técnicas FLOTAC (Floatation chamber apparatus for qualitative and quantitative copromicroscopic analysis) recentemente descritas ajudariam a um melhor diagnóstico da infeção por S. *stercoralis*. Os esfregaços de fezes espessos Kato-Katz para a demonstração da larva *de S stercoralis* é outro método empregue para aumentar as hipóteses de encontrar larvas nas fezes. As avaliações serológicas para a deteção de anticorpos e a PCR foram consideradas benéficas para um aumento da sensibilidade e especificidade no diagnóstico laboratorial da estrongiloidíase humana.[12],[13],[14]

Discussão

Entre as muitas doenças infecciosas parasitárias tropicais prevalecentes, a estrongiloidíase humana assume maior importância. *O S stercoralis* é um parasita de vida livre que causa uma doença ligeira em seres humanos saudáveis e, normalmente, provoca infecções ligeiras, que, na sua maioria, não são diagnosticadas e não requerem tratamento. A causa de preocupação é a capacidade deste parasita de causar infecções crónicas em crianças em idade escolar, resultando em morbilidade grave. A infeção com *S stercoralis* pode também revelar-se fatal, devido à sua capacidade de causar a síndrome de hiper-infeção em doentes imunocomprometidos (doentes seropositivos para o VIH) e em doentes que tomam medicamentos imunossupressores (doentes que sofrem de asma, doentes transplantados).[15]

Tendo em conta os vários factores salientados neste manuscrito e a literatura disponível até à data, é óbvio que a estrongiloidíase humana é uma infeção parasitária tropical negligenciada, prevalecente em todo o mundo, especialmente nas regiões tropicais e subtropicais, responsável por uma morbilidade grave na população em idade pediátrica e com potencial para causar uma mortalidade significativa em indivíduos imunocomprometidos. Existem poucos estudos disponíveis na literatura e a maior parte deles assume a forma de relatos de casos, o que compromete a importância da estrongiloidíase humana.[16],[17] A literatura apresenta apenas um número reduzido de estudos sobre a epidemiologia da infeção por *S stercoralis* a nível mundial[18],[19],[20],[21]

Conclusão

No futuro, devem ser encorajados estudos em países em desenvolvimento, incluindo a Índia, para identificar e delinear as possíveis características demográficas, condições predisponentes, métodos laboratoriais e estratégias de gestão eficazes da estrongiloidíase humana. Devem ser incentivados estudos de investigação sobre os aspectos imunológicos da infeção por S *stercoralis* tanto em indivíduos imunocomprometidos como em imunodeprimidos. Os microbiologistas clínicos devem implementar estratégias laboratoriais avançadas disponíveis para aumentar as hipóteses de encontrar o parasita nas amostras de fezes, o que pode ajudar a melhorar os cuidados prestados aos doentes.

CAPÍTULO 8

AMEBÍASE: MELHORES TÉCNICAS DE DIAGNÓSTICO LABORATORIAL

Venkataramana Kandi

A Entamoeba histolytica, o agente causador da amebíase intestinal, afecta mais de 50 milhões de pessoas em todo o mundo. A amebíase é considerada a infeção parasitária mais comum, sobretudo nas regiões tropicais e subtropicais[1]. É a segunda principal causa de morte por doenças parasitárias em todo o mundo[2]. Os seres humanos são o reservatório primário e a infeção ocorre por ingestão de quistos quadri-nucleados maduros através de alimentos e água contaminados[3]. O tratamento e a gestão da infeção por *E. histolytica* foram consideravelmente afectados, uma vez que 90% dos indivíduos infectados permanecem assintomáticos. O diagnóstico clínico da amebíase também permanece ilusório na maioria dos casos devido à evolução contrastante da doença em diferentes comunidades, a apresentações clínicas variadas e à indisponibilidade de infra-estruturas nos países em desenvolvimento.

A dificuldade no diagnóstico da amebíase deve-se à presença de outros comensais inofensivos, como Entamoeba dispar, conforme relatado por Brumpt em 1925, e outras amebas não invasivas, como *Entamoeba moshkowski, E. poleki, E. coli e E. hartmanii*. O diagnóstico laboratorial da *E. histolytica* baseia-se atualmente na identificação microscópica direta do parasita. Outros métodos de diagnóstico incluem a cultura, utilizando o meio amebiano bifásico de Boek e Drbohlav, o ensaio isoenzimático utilizando diferentes zimodemas, o ELISA de fezes com anticorpos monoclonais para a adesina específica da galactose, ensaio rápido de hemaglutinação indireta (IHA) para detetar anticorpos anti-amebianos no soro e reação em cadeia da polimerase (PCR), PCR multiplex aninhada visando o gene 16s como rRNA, PCR realina, PCR de ronda única e PCR-RFLP (polimorfismo de comprimento de fragmento de restrição).[8-12]

Das técnicas de diagnóstico disponíveis, a deteção microscópica das formas morfológicas do parasita em amostras de fezes é frequentemente utilizada nos países em desenvolvimento. A limitação da deteção microscópica é que não é sensível para diferenciar as estirpes patogénicas de entamoeba de outras amebas não patogénicas. O diagnóstico por cultura, embora seja muito sensível e específico, é laborioso e demorado, podendo exigir várias semanas. A cultura de amebas também pode apresentar resultados falsos negativos, o que pode ser explicado pelo atraso no processamento ou, provavelmente, pela terapia anti-amebiana antes da colheita de fezes. O ELISA, que utiliza anticorpos monoclonais (MAbs) dirigidos contra epítopos específicos do agente patogénico da adesina de galactose, permite diagnosticar a amebíase. A deteção de anticorpos contra E. *histolytica* em doentes através do ensaio de hemaglutinação indireta (IHA) pode não conseguir distinguir a infeção passada da atual.

Os resultados de vários estudos sobre a deteção e diferenciação de *E. histolytica, E. dispar, E. moshkowski* e outras amebas inofensivas em amostras clínicas usando PCR mostraram o uso potencial de métodos moleculares no diagnóstico da amebíase.[13] Um estudo recente que envolveu 218 amostras de fezes demonstrou a utilização e o papel da PCR no diagnóstico diferencial da *E. histolytica patogénica* (51) da *E. dispar* não patogénica morfologicamente semelhante (39),[14] que, de outra forma, não pode ser diferenciada por microscopia convencional. No seu estudo, Shih-yu Liang *et al.* avaliaram 130 amostras fecais e demonstraram que os métodos moleculares têm 100% de especificidade para a identificação diferencial de *E. histolytica* e outras amebas não patogénicas[15].[15] O significado e as vantagens das técnicas baseadas no ADN em relação a outros métodos na identificação dos parasitas, na quantificação e no fornecimento de informações importantes para a formulação e aplicação de programas de controlo de parasitas, tanto em seres humanos como em animais, são salientados num artigo recente de Hunt PW[14]. Os métodos microscópicos, embora sejam económicos, exigem pessoal de laboratório bem treinado. Este facto afectou de forma notável as estimativas da prevalência global da amebíase devida a E. *histolytica.* A prevalência e a verdadeira epidemiologia da amebíase ainda não são claras. Estudos anteriores que mostravam taxas elevadas de infeção com *E. histolytica* podem não ser verdadeiras, uma vez que estudos relataram que *a E. dispar* é cerca de 10 vezes mais comum. [15]

A atenção deve agora centrar-se nos desenvolvimentos recentes no diagnóstico e tratamento da amebíase. Com o avanço das técnicas laboratoriais que podem diferenciar *a E. histolytica patogénica* de outras amebas não patogénicas, devem ser incentivados estudos para estimar a verdadeira prevalência da infeção por E. *histlytica.* Os clínicos e os microbiologistas devem concentrar-se no diagnóstico específico da infeção por E. *histolytica* utilizando as ferramentas de diagnóstico avançadas, evitando assim a quimioterapia desnecessária e injustificada.

CAPÍTULO 9

DIFILOBOTRÍASE HUMANA

Venkataramana Kandi

Resumo

O género *Diphyllobothrium* pertence à ordem *Diphyllobothridea* das ténias. *A Diphyllobothrium* spp., vulgarmente conhecida como ténia dos peixes, é geralmente transmitida aos seres humanos, mas também a outras espécies, como ursos, cães, gatos, raposas e outros carnívoros terrestres. Embora a distribuição seja mundial, o centro original de *Diphyllobothrium* spp. estende-se pela Escandinávia, norte da Rússia e oeste da Sérvia. Relatamos um caso raro que ocorreu na Índia. Uma rapariga do sul da Índia, de nove anos de idade, foi levada para a unidade de cuidados intensivos do Prathima Institute of Medical Sciences com queixas de vómitos e fezes moles que tinham começado três dias antes. O vómito não tinha um odor desagradável e não continha sangue ou muco, mas continha partículas de alimentos não digeridos. A doente descreveu uma história de dores abdominais recorrentes. Não era vegetariana e disse ter um historial de consumo de peixe. A incidência da infeção por *Diphyllobothrium* spp. é pouco frequente na Índia. Uma vez que este é apenas o quarto caso relatado na Índia, e uma vez que os casos relatados anteriormente também envolviam pacientes pediátricos observados, enfatizamos a necessidade de microbiologistas clínicos e pediatras suspeitarem de infeção por ténia do peixe e recomendamos um estudo epidemiológico da infeção por *Diphyllobothrium* spp.

Introdução

O género *Diphyllobothrium* pertence à ordem *Diphyllobothridea* das ténias. *As Diphyllobothrium* spp., que são vulgarmente conhecidas como ténias dos peixes, são geralmente transmitidas aos seres humanos [1]. Os primeiros e segundos hospedeiros intermediários definitivos de *Diphyllobothrium* spp. incluem seres humanos, mamíferos e aves que se alimentam de peixes, crustáceos, copépodes e peixes. Os salmonídeos, lúcios, percas e burbot podem atuar como hospedeiros intermediários secundários de *Diphyllobothrium* spp. em ecossistemas de água doce. Embora a sua distribuição seja mundial, o coração original das *Diphyllobothrium* spp. mais frequentes da ordem de ténias *Diphyllobothridea* está espalhado pela Escandinávia, norte da Rússia e oeste da Sérvia [2].

Apresentação de um caso

Uma menina do sul da Índia, de nove anos de idade, foi levada para a urgência do Prathima Institute of Medical Sciences com queixas de vómitos e fezes moles que tinham começado há três dias. O vómito não tinha mau cheiro e não continha sangue ou muco, mas continha partículas de alimentos não digeridos. A doente descreveu uma história de dores abdominais recorrentes. Não era vegetariana e disse que tinha um historial de consumo de peixe. Tinha tido uma febre baixa contínua durante três dias. As fezes soltas eram de consistência aquosa, não tinham mau cheiro, não continham sangue ou muco e a doente não apresentava sinais de desidratação. A doente não apresentava sinais de desidratação. Não referia qualquer história de queixas semelhantes ou qualquer hospitalização anterior. O exame físico geral revelou que a doente tinha uma constituição física moderada e um aspeto baço, com uma temperatura corporal de 99°F, uma frequência de pulso de 110 batimentos por minuto e uma frequência respiratória de 22 respirações por minuto. A sua pressão arterial registada à entrada no nosso hospital era de 110/70 mmHg.

O perfil hematológico do paciente mostrou hemoglobina de 9,3 g/dL, contagem total de glóbulos vermelhos (RBC) de 3,82 RBC/mm^3 , um nível baixo de hematócrito de 27,6% (normal 37% a 47%), um volume corpuscular médio abaixo do normal de 72.3 pm^3 /RBC (normal 82 pm^3 /RBC a 92 pm^3 /RBC), um baixo volume de hemoglobina corpuscular média de 24,3 pg/célula (normal 27 pg/célula a 32 pg/célula) e uma concentração de hemoglobina corpuscular média de 33,6% (normal 32% a 36%). Não foi observada eosinofilia (3%) e a velocidade de sedimentação dos eritrócitos foi de 10 mm por hora.

As amostras de fezes obtidas para o exame de óvulos e quistos foram enviadas para o laboratório de microbiologia. Simultaneamente, o sangue foi enviado para cultura. A macroscopia das fezes revelou material não digerido, semi-formado, mas sem qualquer odor desagradável. Foram observadas manchas brancas a cremosas nas fezes, indicando a provável presença de ténias. Uma montagem húmida mostrou a presença de ovos operculados, medindo 75 pm*40 pm, como se mostra na **Figura 1**.

Figura 1: Imagem mostrando ovos de *Diphyllobothrium* spp.

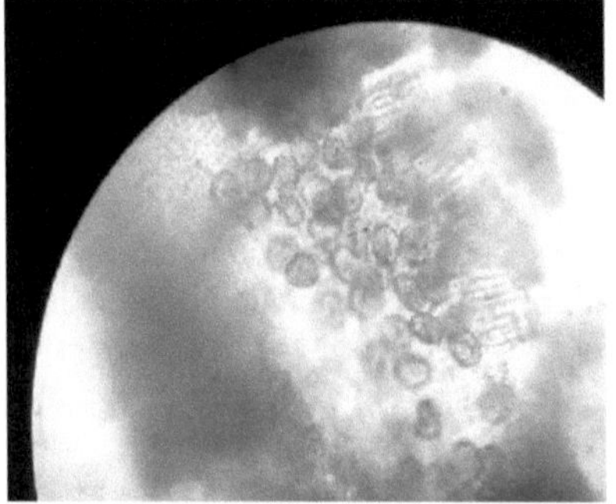

Foram observados segmentos característicos de ténia mais largos do que longos. Em montagens húmidas repetidas, foram observados escólex da ténia juntamente com proglótides grávidas e um grupo de ovos, como se mostra na **Figura 2**.

Figura 2: Ténia adulta mostrando o escólex e os segmentos

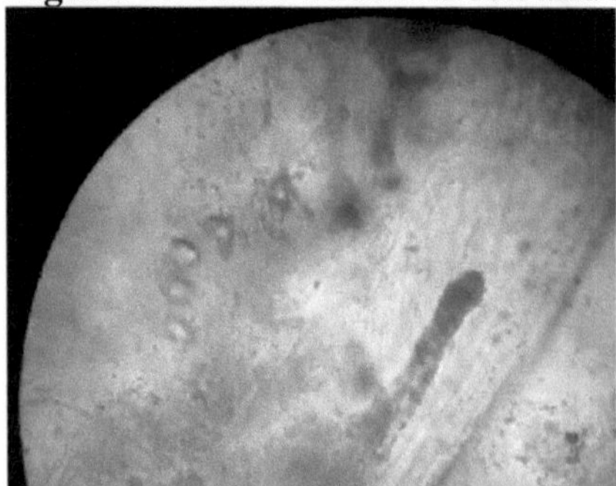

Com base na morfologia dos ovos com opérculo e na presença de segmentos mais largos do que longos, bem como no escólex, o parasita foi identificado como *Diphyllobothrium* spp. A hemocultura do doente foi negativa.

Discussão

O género *Diphyllobothrium* pertence à ordem *Diphyllobothridea.* Existem seis espécies diferentes de *Diphyllobothrium,* incluindo *Diphyllobothrium latum, Diphyllobothriumdendriticum, Diphyllobothrium klebanowski, Diphyllobothrium cordatum, Diphyllobothrium dalliae, Diphyllobothrium ursi,* e *Diphyllobothrium nihonkaiense. O D. latum,* vulgarmente designado por "ténia do peixe", infecta os seres humanos [3]. A difilobotríase causa uma patologia local mínima, mas é responsável pela redução da absorção de vitamina B12 e pela alteração da mobilidade intestinal [4]. Os sintomas comuns incluem fraqueza, tonturas, desejo de sal, diarreia e desconforto abdominal. A difilobotríase está associada à ingestão de peixe cru e é endémica na Sérvia, Escandinávia, América do Norte, Japão e Chile, com uma prevalência de mais de 2% em todo o mundo [2].

Embora de distribuição generalizada, a difilobotríase não é frequentemente registada na Índia. Relatos anteriores de infeção por ténia em peixes na Índia foram de Pondicherry e Vellore, ambos no sul da Índia [5-7]. Ainda não foram registados casos noutras partes da Índia. Em contraste com o que foi observado em estudos anteriores, o nosso doente não mostrou eosinofilia acentuada e apresentou febre ligeira [5]. A anemia foi estabelecida (9,3 g/dL) e o esfregaço de sangue era de natureza normocítica e hipocrómica. Isso sugere que não havia deficiência acentuada de vitamina B12, que pode levar à anemia megaloblástica em indivíduos infectados com a tênia do peixe. Uma revisão detalhada da literatura anterior revelou que apenas três casos anteriores na Índia foram relatados e, em ambos os casos, as infecções eram em pacientes pediátricos, em contraste com o que foi observado em casos coreanos recentes de difilobotríase, que envolveram indivíduos de meia-idade [8].

Conclusão

Este caso sugere que pode haver uma provável manifestação parasitária não diagnosticada em pacientes pediátricos. Recomendamos, portanto, a realização de estudos epidemiológicos sobre a manifestação de ténias em peixes em pacientes pediátricos, uma vez que as infecções, se não diagnosticadas ou subnotificadas, podem levar a uma morbilidade considerável.

CAPÍTULO 10

DIPILIDÍASE HUMANA: UM RELATÓRIO NUM DOENTE PEDIÁTRICO

Venkataramana Kandi

Resumo

O Dipylidium caninum, também conhecido como ténia de dois poros, é um cestode ciclofilídeo que infecta habitualmente cães e gatos. Os mamíferos actuam como hospedeiros definitivos, sendo os hospedeiros intermediários as pulgas do cão e do gato, *Ctenocephalides canis* e *Ctenocephalides catis*, respetivamente. O piolho do cão, *Trichodectes canis*, e a pulga humana (*Pulex irritans*) também transmitem a infeção por *Dipylidium caninum*. Os bebés e as crianças pequenas correm um risco elevado de contrair a infeção. A maioria das infecções deve-se a uma associação estreita com cães e gatos de estimação. Os seres humanos são hospedeiros acidentais que adquirem a infeção através da ingestão de pulgas de cães e gatos infectados. Relatamos um caso raro de infeção por *Dipylidium caninum* numa menina de 9 anos que pode ter adquirido a infeção através do consumo de alimentos contaminados com pulgas infectadas.

Introdução

O Dipylidium caninum, vulgarmente designado por verme da fita do cão, é um cestode monoico ou hermafrodita. Parasita de cães e gatos, infecta acidentalmente os seres humanos. Os mamíferos actuam como hospedeiros definitivos, sendo os hospedeiros intermediários a pulga do cão e do gato, os *Ctenocephalides canis* e *Ctenocephalides catis*, respetivamente, que adquirem o parasita através da ingestão de fezes de animais. Os piolhos do cão, *Trichodectes canis*, e a pulga humana (*Pulex irritans*) também transmitem a infeção por *Dipylidium caninum.*[1] As crianças pequenas e que gatinham, devido ao seu comportamento de brincadeira e à proximidade de animais, correm um maior risco de contrair a infeção por *Dipylidium caninum.*[2] O verme adulto do *Dipylidium caninum* mede cerca de 18 centímetros de comprimento com o escólex, o pescoço e as proglótides de poro duplo que se assemelham a sementes de pepino. O escólex tem uma forma romboidal com quatro ventosas e um rostelo apical com 4-6 coroas de ganchos. As proglótides grávidas libertam até 50 pacotes de ovos que se encontram embalados numa fina membrana embrionária. Os ovos medem até 20-40 pm de diâmetro, que mais tarde se desenvolvem no interior de um embrião hexacanto.[3]

Apresentação do caso

Uma menina de 9 anos de idade foi levada para o serviço de urgência do Prathima Institute of Medical Sciences, Nagunoor, Karimnagar, com queixas de náuseas, vómitos e diarreia durante três dias. O vómito não tinha cheiro desagradável e não continha sangue ou muco. Foi observado material alimentar não digerido no vómito. O doente apresentava uma história de febre baixa persistente durante três dias com dores abdominais recorrentes. O doente não apresentava antecedentes de queixas semelhantes. O doente estava alojado num lar de assistência social e frequentava a escola. O exame físico geral revelou que o doente era de constituição moderada e aspeto baço, com uma temperatura de 99^0 F, uma frequência de pulso de 100/min e uma frequência respiratória de 21/min. A tensão arterial registada na admissão era de

100/70 mmHg.

O perfil hematológico do doente revelou uma hemoglobina de 9,3 gm/dL, uma contagem total de glóbulos vermelhos de 3,62 células/cu mm. O valor do hematócrito foi reduzido para 25,6 vol% (normal: 37-47 vol%). Observou-se um valor abaixo do normal de MCV 70,3 (normal: 82-92), MCH 23,3 (normal: 27-32), MCHC 35,6 (normal: 32-36). Não foi observada eosinofilia (3%) e a VHS foi de 10 mm.

As fezes para exame de óvulos e quistos foram enviadas para o laboratório de microbiologia. Simultaneamente, o sangue foi enviado para cultura. A macroscopia das fezes revelou material não digerido, sem qualquer odor desagradável e semi-formado. Foram observadas manchas brancas a cremosas nas fezes, indicando a provável presença de vermes. Uma montagem húmida mostrou a presença de aglomerados de ovos, como se mostra na **Figura 1**.

Fig. 1: A montagem húmida mostrou a presença de aglomerados de ovos

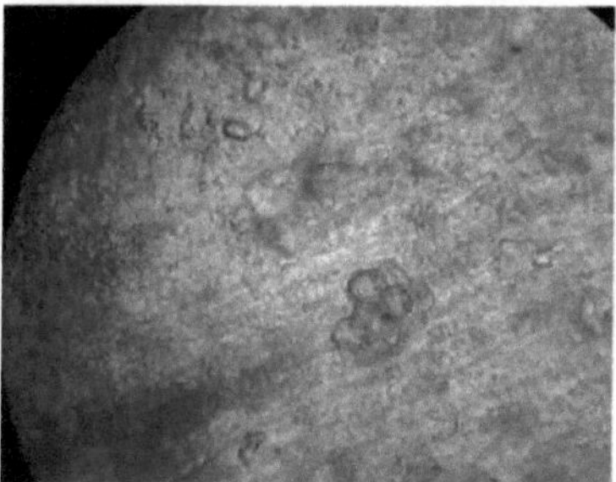

O verme adulto com segmentos característicos em forma de semente de pepino foi observado como **mostra** a **Figura 2**.

Fig. 2: Verme adulto com segmentos característicos em forma de semente de pepino

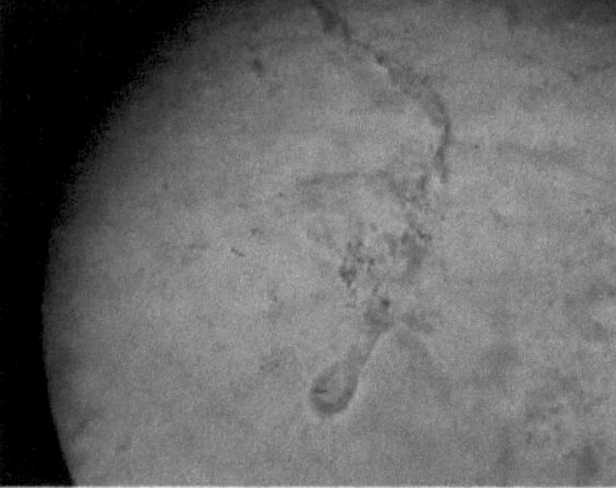

Em montagens húmidas repetidas, foi demonstrado um único ovo do verme, como se mostra na **Figura 3**.

Fig. 3: Montagem húmida mostrando um único ovo do verme

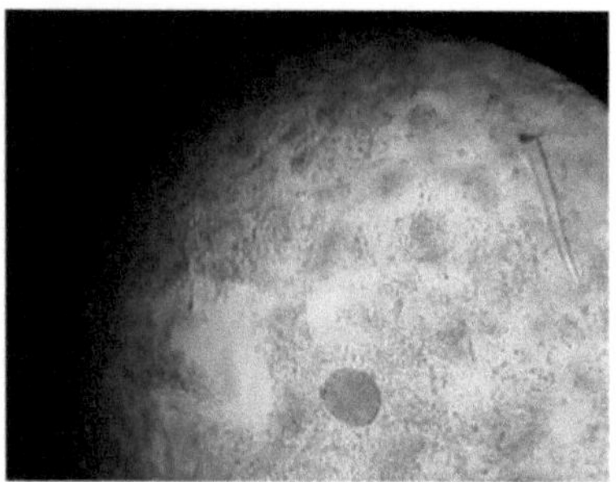

Com base na morfologia dos ovos e na presença de bolas de ovos ou aglomerados de ovos, bem como no verme adulto do parasita com segmentos de poros duplos e forma de semente de pepino das proglótides, o parasita foi identificado como *Dipylidium caninum.* A hemocultura foi negativa. O doente foi tratado com sucesso com praziquantel, o fármaco de eleição para as infecções por vermes das fitas.

Discussão

A dipilidíase, a infeção causada pelo *Dipylidium caninum,* é uma infeção pouco comum nos seres humanos. A infeção natural ocorre em mamíferos como cães e gatos. Os seres humanos são os hospedeiros acidentais que adquirem a infeção através da ingestão de pulgas infectadas ou do contacto com a saliva de animais de companhia. As crianças pequenas e em fase de engatinhar correm um risco elevado de serem infectadas pelo *Dipylidium caninum.* Os cães de estimação mordem as pulgas e as formas larvares do verme da fita do cão aderem aos dentes e contaminam a saliva. As crianças podem entrar em contacto com a saliva e ingerir acidentalmente as formas larvares infecciosas. A fonte provável de infeção no caso presente poderia ser a comida contaminada com pulgas de cães e gatos infectados ou a ingestão acidental das pulgas infectadas enquanto brincavam em áreas onde há pulgas em abundância. Embora os seres humanos não sejam hospedeiros naturais, têm-se registado cada vez mais casos de dipilidíase nos últimos tempos. Apenas dois casos foram registados na Índia e em ambos os casos os doentes tinham menos de cinco anos.[4,5] Estudos epidemiológicos revelaram que a geografia dos animais de companhia e a infestação por pulgas são os principais factores de risco para os seres humanos.[6]

Conclusão

Deve ser recomendado o rastreio da prevalência de tais infecções e a avaliação da transmissibilidade e da patogenicidade para os seres humanos. A erradicação das pulgas dos cães e dos gatos e dos piolhos dos cães pode reduzir o risco de infeção para os seres humanos. Embora muitos dos seres humanos infectados permaneçam assintomáticos, a causa de preocupação é a morbilidade que resulta no grupo etário pediátrico, que tem de ser abordada. Os microbiologistas clínicos e os pediatras devem reconhecer a importância destas infecções parasitárias que são transmitidas dos animais de companhia para os seres humanos.

CAPÍTULO 11

SARCOPTES SCABIEI: DIAGNÓSTICO LABORATORIAL DA SARNA POR MEIO DE UM SIMPLES SUPORTE SALINO

Venkataramana Kandi

Resumo

A sarna é uma doença de pele causada pela infestação do ácaro *Sarcoptes scabiei. O Sarcoptes scabiei* var. *hominis* é um artrópode pertencente à ordem Acarina. A sarna está presente em todo o mundo e é prevalente em todos os grupos etários, envolvendo sobretudo pessoas que contactam frequentemente com animais, crianças, mulheres e idosos. Os factores predisponentes para a sarna incluem indivíduos com condições imunossupressoras e pessoas que residem em condições socioeconómicas baixas. As lesões cutâneas que ocorrem durante a infestação por ácaros assemelham-se muito a doenças dermatológicas causadas por micróbios, incluindo fungos, parasitas e vírus. O diagnóstico laboratorial da sarna depende em grande medida de uma suspeita clínica precisa e a demonstração de ácaros nas raspagens da pele pode ser utilizada para confirmação. É de notar que é necessário um maior entendimento entre um clínico ou um dermatologista e um microbiologista clínico para diagnosticar com êxito a sarna. Este relatório descreve em pormenor um método económico e de fácil execução, a montagem salina simples, que um laboratório de microbiologia clínica deve seguir para identificar com êxito os ácaros em raspagens cutâneas.

Introdução

A infestação parasitária não é invulgar tanto nos seres humanos como nos animais. As infestações por insectos e larvas de moscas foram sempre ignoradas, principalmente devido aos seus relatos dispersos e pouco frequentes na literatura [1-2]. Este facto não prejudica a sua relevância na causa de infecções e infestações tanto em seres humanos como em animais. A sarna é uma doença de pele que resulta da infestação de um ácaro, *Sarcoptes scabiei.* A sarna, a infestação por ácaros nos animais, é vulgarmente designada por sarnas. A sarna é uma infestação ectoparasitária, uma doença de pele, prevalente em todo o mundo, com maior ocorrência no terceiro mundo em desenvolvimento e em países socioeconomicamente mais fracos [3-4].

Clinicamente, verificou-se que a sarna se apresenta em três formas diferentes, incluindo a sarna clássica, a sarna nodular e a sarna crostosa, mais grave e altamente contagiosa, também conhecida como sarna norueguesa. *O Sarcoptes scabiei* é um ectoparasita obrigatório que reside na derme e na epiderme da pele de seres humanos e animais. É um artrópode pertencente à classe *Arachnida*, ordem *Astigmata* e família *Sarcoptidae.* A infestação começa com a invasão de ácaros fêmeas no estrato córneo do hospedeiro, após o que põem ovos, desenvolvendo-se posteriormente em larvas, ninfas (protoninfas e tritoninfas) e adultos. O número de ácaros infestantes depende normalmente do estado imunológico do hospedeiro e da extensão da propagação. Embora os ácaros não voem, a sarna propaga-se facilmente de uma pessoa para outra através do contacto normal com a pele, sendo necessário o isolamento dos doentes para impedir a propagação, especialmente em ambiente hospitalar.

O diagnóstico laboratorial da sarna é complexo e, na maioria das vezes, o seu diagnóstico não é efectuado devido à falta de dados sobre a sua prevalência e ao facto de as manifestações dermatológicas serem semelhantes a muitas outras doenças de pele. Embora o exame microscópico de rotina de raspagens de pele para detetar a presença de ácaros seja considerado o padrão de ouro para o diagnóstico da sarna, os erros de procedimento e a falta de comunicação entre um dermatologista e microbiologistas resultam em relatórios falsos negativos. Um estudo anterior observou que uma combinação de dermatoscopia e métodos de microscopia ótica poderia melhorar o diagnóstico da sarna e que é necessária uma técnica de baixo custo, fácil de executar e exacta [5]. Este relatório técnico descreve a experiência de um microbiologista clínico com a utilização de uma simples montagem salina de raspagens de pele no diagnóstico da sarna.

Técnica: Montagem simples com soro fisiológico

Os doentes que sofrem de várias afecções cutâneas apresentam-se normalmente no departamento de dermatologia, como mostra a **Figura 1**[5]. As manifestações dermatológicas podem resultar de várias causas que incluem assaduras comuns, dermatite induzida por produtos químicos, condições imunológicas, causas genéticas e reacções a medicamentos [6]. As infecções por bactérias, vírus, parasitas e fungos também podem apresentar lesões cutâneas semelhantes. Os dermatologistas efectuam normalmente um diagnóstico clínico, identificam as áreas específicas das lesões cutâneas e recolhem raspagens ou biópsias da pele para confirmação adicional das causas patológicas e microbiológicas. Foi anteriormente referido que existe uma probabilidade de 45% de erro de diagnóstico da sarna com outras doenças de pele [5]. Os microbiologistas clínicos recebem frequentemente uma amostra de raspagens de pele num tubo de ensaio seco e esterilizado ou num invólucro de papel limpo. A maior parte das amostras de pele recebidas num laboratório de microbiologia clínica são processadas geralmente para detetar a presença de bactérias ou fungos e muito raramente são recebidas para detetar a presença de parasitas e outros micróbios.

Figura 1: Doente infestado por ácaros com lesões cutâneas hiperpigmentadas e escamosas disseminadas

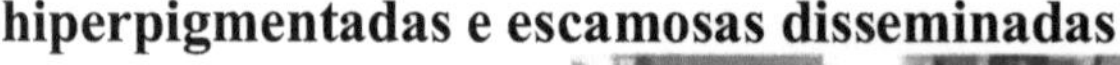

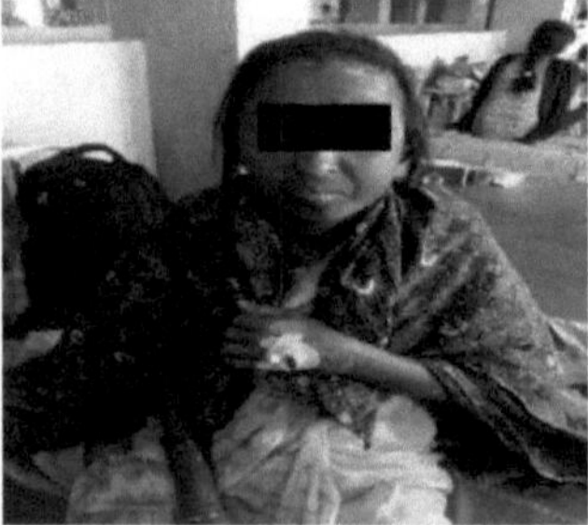

Os técnicos do laboratório efectuaram uma montagem de KOH de rotina, em que as raspas de pele foram colocadas numa lâmina numa gota de KOH a 10% e, após cerca de 30 minutos, foram observadas sob uma objetiva de baixa potência (10X) e alta potência (40X) de um microscópio composto para detetar a presença de elementos fúngicos. A montagem em KOH foi inicialmente analisada por três microbiologistas, tendo dado um resultado negativo para a presença de elementos fúngicos. Nenhum deles conseguiu reconhecer a presença de ácaros na amostra de KOH. A incapacidade de reconhecer a presença de estruturas semelhantes a ácaros pode dever-se à falta de experiência anterior de as ver e pode ser atribuída ao facto de os ácaros imobilizados (devido ao KOH) estarem mascarados sob a pele de cor semelhante, como se observa na **figura 2**.

Figura 2: A preparação de KOH de raspagens de pele revela a presença de fases larvares de ácaros na pele

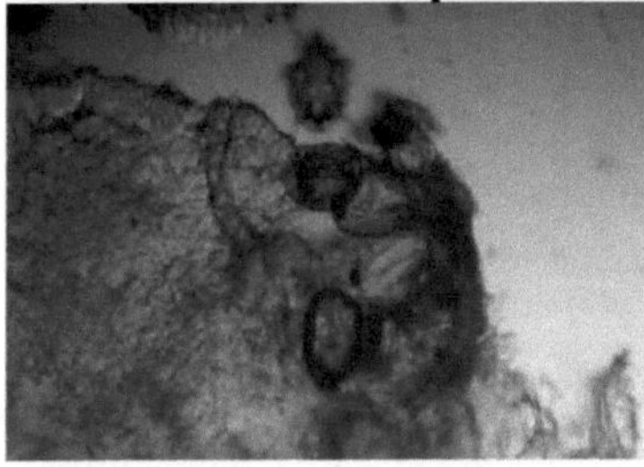

As raspas de pele foram posteriormente tratadas com solução salina normal num tubo de ensaio e, após cerca de uma hora, foi preparada uma montagem húmida simples. Colocou-se uma gota da amostra numa lâmina limpa e sem gordura, montou-se uma lamela e observou-se com uma objetiva de baixa potência (10X) e de alta potência (40X) de um microscópio composto. Na objetiva de 10X, mais uma vez nada foi observado inicialmente. No entanto, ao observar com a objetiva de 40X, foram notados objectos que se moviam lentamente no interior da pele. Mais tarde, com uma observação atenta, e devido ao tratamento da pele com soro fisiológico durante cerca de uma hora, observou-se que um ácaro se movia para fora da pele, como se pode ver nesta ligação de vídeo (https://www.youtube.com/watch?v=YNmKKOTd-fs&feature=youtu.be).

O ácaro não sobreviveu e, depois de o suporte ter secado, a **Figura 3** mostra uma imagem nítida do mesmo.

Figura 3: Um ácaro adulto visto após uma montagem húmida salina simples

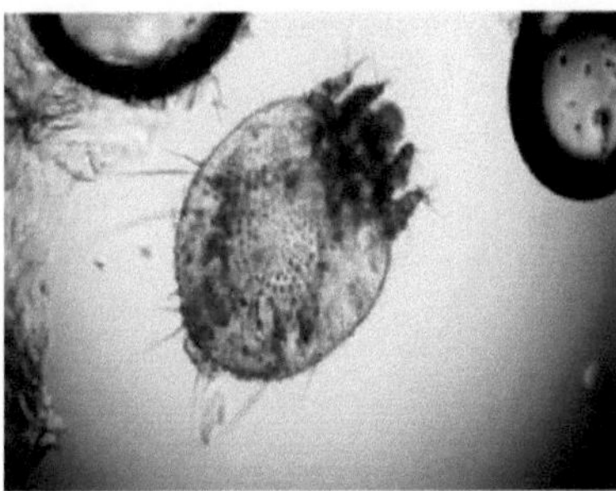

Discussão

A sarna é frequentemente registada em animais, incluindo cães, porcos e outros mamíferos domésticos e selvagens. A sarna sarcóptica, como é vulgarmente designada nos animais, apresenta pápulas, pústulas, eritema, prurido, alopecia, hiperpigmentação e crostas, dependendo da gravidade da infestação. Verificou-se que o ácaro *Sarcoptes scabiei* sobrevive nos animais infestados até 10 anos se não for diagnosticado e tratado. Os animais infestados representam uma ameaça potencial para os seres humanos e podem resultar em transmissão entre seres humanos.

A sarna é atualmente considerada uma doença negligenciada, uma infestação ectoparasitária nos seres humanos causada por espécies de ácaros [7-8]. A observação dos ácaros, dos seus ovos e dos seus grânulos (material fecal/cibala) ao microscópio ótico é o padrão de ouro no diagnóstico laboratorial da sarna [9]. Um exame de rotina de raspagens cutâneas pode ser negativo, o que não exclui a infestação por ácaros [10]. Na Índia, há menos relatórios sobre a sarna, o que pode ser atribuído à falta de dados epidemiológicos e a falhas na suspeita clínica, combinadas com a utilização de métodos imprecisos no diagnóstico laboratorial [11].

É de salientar que um atraso no diagnóstico laboratorial num doente hospitalizado pode constituir uma ameaça de infestação para outros doentes e para os profissionais de saúde, tal como observado em estudos anteriores [12-15]. Houve também um relatório recente de um surto e propagação de sarna em centros de cuidados residenciais, enfatizando a importância do conhecimento e da prática no diagnóstico e tratamento da sarna [16].

Devido à morbilidade que pode causar em diferentes grupos etários, especialmente em crianças, bem como à natureza contagiosa, torna-se muito importante educar as pessoas sobre o significado da infestação por ácaros, os potenciais factores predisponentes, os sintomas e o diagnóstico laboratorial [17-18]. A identificação da sarna e a sua diferenciação de outras doenças da pele podem ser importantes para uma escolha precisa do tratamento e para uma melhor gestão dos doentes, tal como observado num estudo recente de Tasani, et al. [19].

O diagnóstico laboratorial da sarna passou da utilização de técnicas tradicionais de microscopia ótica para métodos melhorados, incluindo a microscopia de epiluminescência, o ensaio de imunoabsorção enzimática (ELISA) para a deteção de antigénios e anticorpos, e o desenvolvimento do ensaio de cadeia de polimerase quantitativa (qPCR) convencional e em tempo real [20].

Conclusão

Uma maior consciencialização para a ocorrência de sarna e uma forte suspeita clínica por parte de um dermatologista são pré-requisitos para um diagnóstico laboratorial de sarna. Uma vez que uma montagem fúngica de rotina com KOH pode imobilizar ou matar os ácaros, dificultando a sua deteção, os microbiologistas clínicos devem também processar raspagens de pele com uma montagem salina simples para aumentar as hipóteses de encontrar os ácaros. Embora tenha havido uma grande melhoria no conhecimento da sarna, é necessária mais investigação sobre a epidemiologia, o diagnóstico eficaz, o tratamento, a gestão e a prevenção da sarna.

Referências

Governo da Índia. Epidemiologia do VIH/SIDA.P 1-11: In: Rewari BB, editor. Specialists Training and Reference Module. Nova Deli: Organização Nacional de Controlo da SIDA; 1999.

Smith PD. Diarreia infecciosa nos pacientes com SIDA. Clin Gastroenterol Am Norte 1993; 3:569-84.

Tarimo DS, Killewo JZ, Manijas JN, Masamanga GI. Prevalência de int para em adultos com SIDA enteropática no nordeste de Tanza. East Afr Med J 1996; 73:397-9.

Mohandas, Sehgal R, Sud A, Malla N. Prevalência de agentes patogénicos parasitários intestinais em indivíduos seropositivos para o VIH no Norte da Índia. Jpn J Infect Dis 2002; 55:83-4.

Smith PD, Lane HC, Gill VJ, Manischewitz JF, Quinnan GV, Fauci AS, et al. Infecções intestinais em doentes com a síndrome da imunodeficiência adquirida (SIDA). Ann Intern Med 1988; 108:328-33.

Betty A Forbes, Daniel F Sahm, Alice S. Weissfield, Bailey & Scott's Diagnostic Microbiology.10th edn. Mosby publishers; 1998. p. 715-43.

Vajpayee M, Kanswal S, Seth P, Wig N. Spectrum of opportunistic infections and profile of CD4+ Counts among AIDS patients in North India (Espectro de infecções oportunistas e perfil de contagens de CD4+ entre doentes com SIDA no Norte da Índia). Infection 2003; 31:336-40.

Escoledo AA, Nunez FA. Prevalência de parasitas intestinais em pacientes com Síndrome da Imunodeficiência Adquirida (SIDA). Ata Tropica 1999; 72:125-30.

Flanigan T, Whalen C, Turner J, Soave R, Toerner J, Havlir D, et al. Infeção por Cryptosporidium e contagens de CD4. Ann Intern Med 1992; 116:840-2.

Guk SM Yong TS, Chai JY. Role of murine intestinal intra epethelial lymphocytes and lamina propria lymphocytes against primary and challenge infections with Cryptosporidium parvum. J Parasitol 2003; 89:270-5.

Mukhopadhya A, Ramakrishna BS, Kang G, Pulimood AB, Mathan MM, Zachariah A, et al. Agentes patogénicos entéricos no sul da Índia para o VIH

doentes infectados com e sem diarreia. Indian J Med Res 1999; 109:85-9.

Kumar SS, Ananthan S, Lakshmi P. Infeção parasitária intestinal em doentes infectados pelo VIH com diarreia em Chennai. Indian J Med Microbiol 2002; 20:8891.

Brites C, Barberino MG, Bastos MA, Silva N. Blastocystis hominis como causa potencial de diarréia em pacientes com AIDS: Um relato de seis casos na Bahia, Brasil. Braz J Infect Dis 1997; 1:91-4.

Guk SM, Seo M, Park YK, Oh MD, Choe KW, Kim JL, et al. Infecções parasitárias em doentes infectados com VIH que visitaram o hospital da Universidade Nacional de Seul durante o período de 1995-2003. Korean J

Parasitol 2005; 43:1-5
Mehraj V, Hatcher J, Akhtar S, Rafique G, Beg MA. Prevalência e factores associados à infeção parasitária intestinal em crianças de um bairro de lata urbano de Karachi. PLoS One 2008;3: e3680
Stephenson LS, Latham MC, Ottesen EA. Malnutrition and parasitic helminth infections. Parasitologia 2000;121 Suppl: S23-38.
Ramana KV, Rao SD, Rao R, Mohanty SK, Wilson CG. Dipilidíase humana: Um relato de caso de infeção por *Dipylidium camnum* num hospital universitário em Karimnagar. *Online J Health Allied Scs* 2011; 10:28.
Reed SL. Amebíase e infeção por amebas de vida livre. Em: Harrison TR, Fauci AS, Braunwald E, *etal.*, editores. Harrison's Principles of Internal Medicine. 15th ed. New York: McGraw-Hill; 2001.p. 1199-202.
Sehgal R, Reddy GV, Verweij JJ, Rao AV. Prevalência de infecções parasitárias intestinais entre crianças em idade escolar e mulheres grávidas numa zona de baixo nível socioeconómico, Chandigarh, Norte da Índia. RIF 2010;1:100- 3.
Kucik CJ, Martin GL, Sortor BV. Parasitas intestinais comuns. Am Fam Physician 2004; 69:1161-8.
Steiger U, Weber M. [Etiologia invulgar de eritema nodoso, derrame pleural e artrite reactiva: Giardia lamblia]. Praxis (Berna 1994) 2002; 91:1091-2.
Steketee RW. Pregnancy, nutrition and parasitic diseases (Gravidez, nutrição e doenças parasitárias). J Nutr 2003; 133:1661S-7.
Pillai DR, Kain KC. Parasitas intestinais comuns. Curr Treat Opt Infect Dis 2003; 5:207-17.
Bethony J, Brooker S, Albonico M, Geiger SM, Loukas A, Diemert D, *et al.* Infecções por helmintos transmitidas pelo solo: Ascaridíase, tricuríase e ancilostomíase. Lancet 2006; 367:1521-32.
Nematian J, Nematian E, Gholamrezanezhad A, Asgari AA. Prevalência de infecções parasitárias intestinais e sua relação com factores socioeconómicos e hábitos de higiene em estudantes do ensino primário de Teerão. Ata Trop 2004; 92:179-86.
OMS. Distribuição geográfica e factos e estatísticas úteis. Genebra; OMS; 2006.
Quihui L, Valencia ME, Crompton DW, Phillips S, Hagan P, Morales G, *et al.* Papel do estatuto profissional e da educação das mães na prevalência de infecções parasitárias intestinais em crianças de escolas rurais mexicanas. BMC Public Health 2006; 6:225.
Dickson R, Awasthi S, Demellweek C, Williamson P. Anthelmintic drugs for treating worms in children: effects on growth and cognitive performance (Medicamentos anti-helmínticos para o tratamento de vermes em crianças: efeitos no crescimento e no desempenho cognitivo). Cochrane Database Syst Rev 2003:CD000371.
John, david e Petri, William (2006) Markell and Voge's Medical

Parasitology: 9th Edition. Missouri: Saunders Elsevier P: 328-334.
Palmer ED (1970) Entomology of the gastrointestinal tract: a brief review. Mil Med 135: 165-176.
Angulo-Valadez CE, Scholl PJ, Cepeda-Palacios R, Jacquiet P, Dorchies P (2010) Bots nasais... um mundo fascinante! Vet Parasitol 174: 19-25.
Fernandes LF, Pimenta FC, Fernandes FF (2009) Primeiro relato de miíase humana no estado de Goiás, Brasil: frequência de diferentes tipos de miíase, seus vários agentes etiológicos e fatores associados. J Parasitol 95: 32-38.
Dogra SS, Mahajan VK (2009) Miíase oral causada por larvas de Musca domestica numa criança. Int J Pediatr Otorhinolaryngol 73: 1604-1605.
Hall M, Wall R (1995) Myiasis of humans and domestic animals. Adv Parasitol 35: 257-334.
Otranto D, Colwell DD (2008) Biodiversidade e extinção versus controlo do oestrídeo causador da miíase na zona mediterrânica. Parasita 15: 257-260.
Touré SM (1994) Myiases of economic importance. Rev Sci Tech 13: 10531073.
Whitehorn JS, Whitehorn C, Thakrar NA, Hall MJ, Godfrey-Faussett P, et al. (2010) Os perigos de um parceiro aventureiro: Infestação por Cordylobia anthropophaga em Londres. Trans R Soc Trop Med Hyg 104: 374-375.
Avula JK, Avula H, Arora N, Manchukonda UK, Vivekavardhan Reddy N (2011) Miíase orofacial da gengiva e da cavidade nasal: relato de dois casos e revisão geral. J Periodontol 82: 1383-1388.
Perez-Eid C, Mouffok N (1999) Miíase urinária humana causada por larvas de Fannia canicularis (Diptera, Muscidae) na Argélia. Presse Med 28: 580-581.
Shaunik A (2006) Pelvic organ myiasis. Obstet Gynecol 107: 501-503.
Komori K, Hara K, Smith KG, Oda T, Karamine D (1978) A case of lung myiasis caused by larvae of Megaselia spiracularis Schmitz (Diptera: Phoridae). Trans R Soc Trop Med Hyg 72: 467-470.
Yuichi C, Satoshi S, Masatomo H, et al. (2005) Miíase vaginal devida a Sarcophaga peregrina (Diptera: Sarcophagidae) numa doente com fibrilhação auricular, enfarte cerebral e amputação da perna [resumo]. Med Entomol Zool 56: 247-49.
Mumcuoglu I, Akarsu GA, Balaban N, Keles I (2005) Eristalis tenax as a cause of urinary myiasis. Scand J Infect Dis 37: 942-943.
Ogbalu OK, Achufusi TG, Adibe C (2006) Incidência de miíases múltiplas nos seios de mulheres rurais e infeção oral em bebés causada por larvas da mosca warble humana no trópico húmido do Delta do Níger. Int J Dermatol 45: 1069-1070.
Caumes E, Carrière J, Guermonprez G, Bricaire F, Danis M, et al. (1995) Dermatoses associadas a viagens a países tropicais: um estudo prospetivo do diagnóstico e tratamento de 269 pacientes que se apresentam numa

unidade de doenças tropicais. Clin Infect Dis 20: 542-548.
Rossi MA, Zucoloto S (1973) Miíase cerebral fatal causada pela mosca tropical, Dermatobia hominis. Am J Trop Med Hyg 22: 267-269.
Delenasaw Y, Worku L, Solomon GS, Helmut K (2007) Miíase humana numa área endémica do sudoeste da Etiópia: Prevalência, conhecimentos, percepções e práticas. Ethiop J Health Dev 21: 166-172.
Ghosh T, Nayek K, Ghosh N, Ghosh MK (2011) Miíase umbilical em recém-nascidos. Indian Pediatr 48: 321-323.
Mielke U (1997) Nosocomial myiasis. J Hosp Infect 37: 1-5.
Dehecq E, Nzungu PN, Cailliez JC, Guevart E, Delhaes L, et al. (2005) Cordylobia anthropophaga (Diptera: Calliphoridae) fora de África: um caso de miíase furuncular numa criança que regressa do Congo. J Med Entomol 42: 187-192.
Derraik JG, Heath AC, Rademaker M (2010) Human myiasis in New Zealand: imported and indigenously-acquired cases: the species of concern and clinical aspects. N Z Med J 123: 21-38.
Dalton SC, Chambers ST (2009) Miíase cutânea causada por Dermatobia hominis (a mosca humana) num viajante neozelandês regressado da América do Sul. N Z Med J 122: 95-99.
Otranto D, Stevens JR (2002) Molecular approaches to the study of myiasiscausing larvae. Int J Parasitol 32: 1345-1360.
John Smart, Karl Jordan, RJ Whittick, Museu Britânico (História Natural) - 1943 - 269 páginas Um manual para a identificação de insectos de importância médica 2007, Universidade de Michigan, Impresso por ordem dos administradores do Museu Britânico, 1943.
Sesterhenn AM, Pfützner W, Braulke DM, Wiegand S, Werner JA, et al. (2009) Manifestação cutânea de miíase em feridas malignas da cabeça e do pescoço. Eur J Dermatol 19: 64-68.
Ogugua KO, Achufusi TG, Eme EO, Dorcas SB, Chika HA (2011) Miíase Humana em Neonatos e Crianças das Zonas Húmidas do Delta do Níger e do Sudeste da Nigéria. Jornal de Cosmética, Ciências Dermatológicas e Aplicações 1: 171176.
Ito E, Honda A, Honjo M, et al. (2003) Migratory myiasis due to Hypoderma bovis [resumo, original em japonês]. Rinsho Derma 45: 129-131.
Batista-da-Silva JA, Moya-Borja GE, Queiroz MM (2011) Factores de suscetibilidade da miíase humana causada pelo verme-rosca do Novo Mundo, Cochliomyia hominivorax em São Gongalo, Rio de Janeiro, Brasil. J Insect Sci 11: 14.
Clyti E, Deligny C, Nacher M, Del Giudice P, Sainte-Marie D, et al. (2008) Uma epidemia urbana de miíase humana causada por Dermatobia hominis na Guiana Francesa. Am J Trop Med Hyg 79: 797-798.
Cepeda-Palacios R, Scholl PJ (2000) Factors affecting the larvipositional activity of Oestrus ovis gravid females (Diptera: oestridae). Vet Parasitol 91: 93105.

Freedman DO, Weld LH, Kozarsky PE, Fisk T, Robins R, et al. (2006) Spectrum of disease and relation to place of exposure among ill returned travelers. N Engl J Med 354: 119-130.
Ahmad AK, Abdel-Hafeez EH, Makhloof M, Abdel-Raheem EM (2011) Miíase gastrointestinal por larvas de Sarcophaga sp. e Oestrus sp. no Egipto: relato de casos e estudos endoscópicos e morfológicos. Korean J Parasitol 49: 51-57.
de Azeredo-Espin AM, Lessinger AC (2006) Genetic approaches for studying myiasis-causing flies: molecular markers and mitochondrial genomics. Genetica 126: 111-131.
Sherman RA, Hall MJ, Thomas S (2000) Medicinal maggots: an ancient remedy for some contemporary afflictions. Annu Rev Entomol 45: 55-81.
Otranto D (2001) The immunology of myiasis: parasite survival and host defense strategies. Trends Parasitol 17: 176-182.
Osorio J, Moncada L, Molano A, Valderrama S, Gualtero S, et al. (2006) Role of ivermectin in the treatment of severe orbital myiasis due to Cochliomyia hominivorax. Clin Infect Dis 43: e57-59.
Gealh WC, Ferreira GM, Farah GJ, Teodoro U, Camarini ET (2009) Tratamento da miíase oral causada por Cochliomyia hominivorax: dois casos tratados com ivermectina. Br J Oral Maxillofac Surg 47: 23-26.
Hall MJ (1995) Trapping the flies that cause myiasis: their responses to hoststimuli. Ann Trop Med Parasitol 89: 333-357.
East IJ, Eisemann CH (1993) Vacinação contra a Lucilia cuprina: o agente causador da greve da mosca varejeira das ovelhas. Immunol Cell Biol 71: 453-462.
John D, Petri W. Parasitologia Médica de Markell e Voge. 9 th ed. Missouri: Saunders Elsevier; 2006. p. 328-34.
Ramana KV. Miíase Humana. J Medical Microbiol Diagnosis 2012; 1:e105.
Kandi V, Lal SK, Akhila, Shruthi, Sandhya K, Simar H, Pranuthi M, Kumar MV, Anand K, Rao SD. Persistent pediatric gastrointestinal myiasis: Um relato de caso de infestação de larvas de mosca com musca domestica com revisão da literatura. J Global Infect Dis 2013;5:114-7
Francesconi F, Lupi O. Myiasis. Clin Microbiol Rev 2012; 25:79-105.
Kuria SK, Kingu HJ, Vasaikar SD, Mkhize JN, Iisa JM, Dhaffala A. Novas espécies de moscas que causam miíase humana identificadas no Cabo Oriental, África do Sul. S Afr Med J 2008; 100:580-1.
John D, Petri W. 9th ed. Missouri: Saunders Elsevier; 2006. Markell and Voge's Medical Parasitology; pp. 328-34.
Fredrick William Hope: "Introduction to Myiasis". Museu de História Natural de Londres. [Último acesso em 2012 Ago 12]. Disponível em: http://www.nhm.ac.uk/research-curation/research/projects/myiasis-larvae/intro- myiasis/index.html .
Zumpt F. Londres: Butterwoths and Co.ltd; 1965. Myiasis in Man and Animals in the Old World.

Bilal Di, Ugur US, Nermin IS. Myiasis in animals and human beings in Turkey (Miíase em animais e seres humanos na Turquia). J Facul Vet Med. 2012; 18:37-42.
Sehgal R, Bhatti HP, Bhasin DK, Sood AK, Nada R, Malla N, et al. Miíase intestinal devida a Musca domestica: Relato de dois casos. Jpn J Infect Dis. 2002; 55:191-3.
Shivekar S, Senthil K, Srinivasan R, Sureshbabu L, Chand P, Shanmugam J, et al. Miíase intestinal causada por Muscina stabulans. Indian J Med Microbiol. 2008; 26:83-5.
Hasegawa S, Miwata H, Masuda S, Naruse H, Ozaki T. Um caso infantil de miíase intestinal. Ata Paediatr Jpn. 1992; 34:87-9.
Francesconi F, Lupi O. Myiasis. Clin Microbiol Rev. 2012; 25:79-105.
Karabiber H, Oguzkurt DG, Dogan DG, Aktas M, Selimoglu MA. Uma causa invulgar de hemorragia rectal: Miíase intestinal. J Pediatr Gastroenterol Nutr. 2010; 51:530-1.
Ramana KV. Miíase humana. J Medical Microbiol Diagnosis. 2012;1: e105.
Angulo-Valadez CE, Scholl PJ, Cepeda-Palacios R, Jacquiet P, Dorchies P. Bots nasais... um mundo fascinante! Vet Parasitol. 2010; 174:19-25.
Ahmad AK, Abdel-Hafeez EH, Makhloof M, Abdel-Raheem EM. Miíase gastrointestinal por larvas de Sarcophaga sp. e Oestrus sp. no Egipto: Relato de casos e estudos endoscópicos e morfológicos. Korean J Parasitol. 2011; 49:51-7.
Blacklock AH, Thompson MJ. Um estudo da mosca do tumbu, Cardylobia anthropophaga Grunberg, na Serra Leoa. Ann Trop Med Parasitol. 1923; 17:443-502.
Ogbalu OK, Achufusi TG, Orlu EE, Bawo DS, Adibe CH, Kumbe L, et al. Miíase humana em recém-nascidos e crianças das zonas húmidas do Delta do Níger e do sudeste da Nigéria. J Cosmet Dermatol Sci Appl. 2011; 1:171-6.
Melo Nunes AM, Alves Nunes WJ, Costa Ribeiro CC, Ferreira Lopes F, Coelho Alves M. Miíase oral: Relato de caso em uma criança com paralisia cerebral. J Clin Exp Dent. 2010;2: e157-9.
Yewhalaw D, Legesse W, Gebre-Selassie S, Kloos H. Human myiasis in an endemic area of Southwestern Ethiopia: Prevalence, knowledge, perceptions and practices (Prevalência, conhecimentos, percepções e práticas). Ethiop J Health Dev. 2007; 21:166-72.
Kuria SK, Kingu HJ, Vasaikar SD, Mkhize JN, Iisa JM, Dhaffala A. Novas espécies de moscas que causam miíase humana identificadas no Cabo Oriental, África do Sul. S Afr Med J. 2008; 100:580-1
. Normand A (1983) Sur la maladieditediar-rh.e de Cochinchine. C R AcadSci (Paris) 83: 316
. Ashford RW, Barnish GB (1989) Strongyloidesfuelleborni e parasitas semelhantes nos animais e no homem. In: Grove DI, editor. Strongyloidiasis: a major roundworm infection of man. London: Taylor &

Francis 271-286
. Goncalves AL, Machado GA, Goncalves-Pires MR, Ferreira-Junior A, Silva DA, et al. (2007) Avaliação da estrongiloidíase em cães de canil e tratadores por ensaios parasitológicos e serológicos. Vet Parasitol 147: 132-139.
. Bethony J, Brooker S, Albonico M, Geiger SM, Loukas A, et al. (2006) Soil- transmitted helminth infections: ascariasis, trichuriasis, and hookworm. Lancet 367: 1521-1532.
. Grove DI (1989) Introdução histórica. In: Grove DI, editor. Strongyloidiasis: A Major Roundworm Infection of Man. Philadelphia (Pennsylvania): Taylor & Francis.
. Mansfield LS, Niamatali S, Bhopale V, Volk S, Smith G, et al. (1996) Strongyloidesstercoralis: manutenção de infecções extremamente crónicas. Am J Trop Med Hyg 55: 617-624.
. Viney ME, Lok JB (2007) Strongyloides spp. WormBook, ed., The C. elegans Research Community, WormBook. A comunidade de investigação de C. elegans, WormBook.
. Fardet L, Genereau T, Poirot JL, Guidet B, Kettaneh A, et al. (2007) Severestrongiloidíase em doentes tratados com corticosteróides: série de casos e revisão da literatura. J Infect 54: 18-27.
. Guyomard JL, Chevrier S, Bertholom JL, Guigen C, Charlin JF (2007) Descoberta de infeção por Strongyloidesstercoralis, 25 anos depois de deixar a zona endémica, após corticoterapia para traumatismo ocular. J FrOphtalmol 30: e4
Carvalho EM, Da Fonseca Porto A (2004) Interação epidemiológica e clínica entre HTLV-1 e Strongyloidesstercoralis. Parasite Immunol 26: 487-497
Thompson BF, Fry LC, Wells CD, Olmos M, Lee DH, et al. (2004) The spectrum of GI strongyloidiasis: an endoscopic-pathologic study. GastrointestEndosc 59: 906-910.
Schaeffer MW, Buell JF, Gupta M, Conway GD, Akhter SA, et al. (2004) Strongyloideshyperinfection syndrome after heart transplantation: case report and review of the literature. J Heart Lung Transplant 23: 905-911
Stone WJ, Schaffner W (1990) Infecções por Strongyloides em receptores de transplantes. SeminRespir Infect 5: 58-64.
Roxby AC, Gottlieb GS, Limaye AP (2009) Strongyloidiasis in transplant patients. Clin Infect Dis 49: 1411-1423.
Abanyie FA, Gray EB, DelliCarpini KW, Yanofsky A, McAuliffe I, et al. (2015) Infeção por Strongyloidesstercoralis derivada de dadores em receptores de transplantes de órgãos sólidos nos Estados Unidos, 2009-2013. Am J Transplant 15: 1369-1375.
Hamilton KW, Abt PL, Rosenbach MA, (2011) Infecções por Strongyloidesstercoralis derivadas de dadores em receptores de transplante renal. Transplantation 91: 1019-1024.
Martinez PA, Lopez VR (2015) A estrongiloidíase é endémica em

Espanha? PLoSNegl Trop Dis 9: e0003482.
Puthiyakunnon S, Boddu S, Li Y, Zhou X, Wang C, et al. (2014) Estrongiloidíase - uma visão da sua prevalência e gestão a nível mundial. PLoSNegl Trop Dis 8: e3018.
Montes M, Sawhney C, Barros N (2010) StrongylodieSstercoralis: There but Not Seen. CurrOpin Infect Dis 23: 500-504
Cimino RO, Krolewiecki A (2014) A epidemiologia da estrongiloidíase humana. Curr Trop Med Rep 1: 216-222
Dawson-Hahn EE, Greenberg SL, Domachowske JB, Olson BG (2010) Eosinofilia e seroprevalência de esquistossomose e estrongiloidíase em refugiados pediátricos recém-chegados: um exame das directrizes de rastreio dos Centros de Controlo e Prevenção de Doenças. J Pediatr 156: 1016-1018.
Genta RM (1989) Global prevalence of strongyloidiasis: critical review with epidemiologic insights into the prevention of disseminated disease. Rev Infect Dis 11: 755-767
Glinz D, Silue KD, Knopp S, Lohourignon LK, Yao KP, et al. (2010) Comparação da precisão do diagnóstico de Kato-Katz, placa de ágar Koga, concentração de éter e FLOTAC para Schistosomamansoni e helmintos transmitidos pelo solo. PLoSNegl Trop Dis 4: e754
Johnston FH, Morris PS, Speare R, McCarthy J, Currie B, et al. (2005) Strongyloidiasis: a review of the evidence for Australian practitioners. Aust J Rural Health 13: 247-254
Yori PP, Kosek M, Gilman RH, Cordova J, Bern C, et al. (2006) Seroepidemiology of strongyloidiasis in the Peruvian Amazon. Am J Trop Med Hyg 74: 97-102.
Moon TD, Oberhelman RA (2005) Terapia antiparasitária em crianças. PediatrClin North Am 52: 917-948
Croker C, Reporter R, Redelings M, Mascola L (2010) Mortes relacionadas com a estrongiloidíase nos Estados Unidos, 1991-2006. Am J Trop Med Hyg 83: 422-426.
Wang C, Xu J, Zhou X, Li J, Yan G, et al. (2013) Estrongiloidíase: uma doença infecciosa emergente na China. Am J Trop Med Hyg 88: 420-425.
Azira NMS, Abdel Rahman MZ, Zeehaida M (2013) Revisão dos doentes com infestação por Strongyloidesstercoralis num hospital universitário terciário, em Kelantan. Malaysian J Pathol 35: 71-76
Schar F, Marti H, Sayasone S, Duong S, Muth S, et al. (2013) Diagnóstico, tratamento e factores de risco de Strongyloidesstercoralis em crianças em idade escolar no Camboja. PLoSNegl Trop Dis 7: e2035.
Khieu V, Schar F, Forrer A, Hattendorf J, Marti H, et al. (2014) Alta prevalência e distribuição espacial de Strongyloidesstercoralis na zona rural do Camboja. PLoSNegl Trop Dis 8: e2854.
Panagiotis K, Ioannis K, Deepa V, Richard D, Margaret CF (2015) Strongyloidiasis in a healthy 8-year-old girl in north-eastern USA Paediatrics and Child Health35: 72-74

Schär F, Trostdorf U, Giardina F, Khieu V, Muth S, et al. (2013) Strongyloidesstercoralis: Distribuição global e factores de risco. PLoSNegl Trop Dis 7: e2288.
Machicado JD, Marcos LA, Tello R, Canales M, Terashima A, et al. (2012) Diagnóstico da helmintíase transmitida pelo solo numa comunidade amazónica do Peru utilizando múltiplas técnicas de diagnóstico. Trans R Soc Trop Med Hyg 106: 333-339.
Ghoshal UC, Saha J, Ghoshal U, Ray BK, Santra A, et al. (1999) Unhas pigmentadas e infestação por Strongyloidesstercoralis causando agravamento clínico num doente tratado para doença imunoproliferativa do intestino delgado: duas observações invulgares. J Diarrhoeal Dis Res 17: 43-45.
Ghoshal UC, Ghoshal U, Jain M, Kumar A, Aggarwal R, et al. (2002) Strongyloidesstercoralis infestation associated with septicaemia due to intestinal transmural migration of bacteria. J GastroenterolHepatol 17: 13311333
Jeyamani R, Joseph AJ, Chacko A (2007) Estrongiloidíase grave e resistente ao tratamento - indicador de infeção por HTLV-I. Trop Gastroenterol 28: 176177.
Premanand R, Prasad GV, Mohan A, Gururajkumar A, Reddy MK (2003) Derrame pleural eosinofílico e presença de larva filariforme de Strongyloidesstercoralis num doente com depósitos metastáticos de carcinoma de células escamosas na pleura. Indian J Chest Dis Dis Allied Sci45: 121-124.
Reddy IS, Swarnalata G (2005) Estrongiloidíase disseminada fatal em doentes sob terapêutica imunossupressora: relato de dois casos. Indian J DermatolVenereolLeprol 71: 38-40.
Sathe PA, Madiwale CV (2006) Strongyloidiasishyperinfection in a patient with membranoproliferative glomerulonephritis. JPostgradMed 52: 221-222
Sekhar U, Madan M, Ranjitham M, Abraham G, Eapen G (2000) Strongyloideshyperinfection syndrome-an unappreciated opportunistic infection. J Assoc Physicians India 48: 1017-1019.
Soman R, Vaideeswar P, Shah H, Almeida AF (2002) Um recetor de transplante renal de 34 anos com febre alta e falta de ar progressiva. J Postgrad Med 48: 191-196.
Sreenivas DV, Kumar A, Kumar YR, Bharavi C, Sundaram C, et al. (1997) Intestinal strongyloidiasis - uma infeção oportunista rara. Indian J Gastroenterol 16: 105-106.
Ronan SG, Reddy RL, Manaligod JR, Alexander J, Fu T (1989) Estrongiloidíase disseminada que se apresenta como púrpura. J Am AcadDermatol 21: 1123-1125.
Arsic AV, Dzamic A, Dzamic Z, Milobratovic D, Tomic D (2005) Infeção fatal por Strongyloidesstercoralis numa mulher jovem com glomerulonefrite lúpica. J Nephrol18: 787-790

Weller PF, Leder KL (2015) Strongyloidiasis. Disponível em http://www.uptodate.com/contents/strongyloidiasis?source=search_result& se lectedTitle=1%7E4.
Asdamongkol N, Pornsuriyasak P, Sungkanuparph S (2006) Risk factors for strongyloidiasishyperinfection and clinical outcomes. Southeast Asian J Trop Med Public Health 37: 875-884.
Lam CS, Tong MK, Chan KM, Siu YP (2006) Disseminated strongyloidiasis: a retrospective study of clinical course and outcome. Eur J ClinMicrobiol Infect Dis 25: 14-18
Harish K, Sunilkumar R, Varghese T, Feroze M (2005) Strongyloidiasis presenting as duodenal obstruction. Trop Gastroenterol 26: 201-202
Komenaka IK, Wu GC, Lazar EL, Cohen JA (2003) Strongyloides appendicitis: etiologia invulgar em dois irmãos com dor abdominal crónica. J PediatrSurg 38: 8-10
Csermely L, Jaafar H, Kristensen J, Castella A, Gorka W, et al. (2006) Strongyloides hyper-infection causing life-threatening gastrointestinal bleeding. World J Gastroenterol 12: 6401-6404
Newberry AM, Williams DN, Stauffer WM, Boulware DR, Hendel-Paterson BR, et al. (2005) Strongyloideshyperinfection presenting as acute respiratory failure and gram-negative sepsis. Chest 128: 3681-3684
Berk SL, Verghese A, Alvarez S, Hall K, Smith B (1987) Clinical and epidemiologic features of strongyloidiasis. Um estudo prospetivo na zona rural do Tennessee. Arch Intern Med 147: 1257-1261.
Kinjo T, Nabeya D, Nakamura H, Haranaga S, Hirata T, et al. (2015) Síndrome de dificuldade respiratória aguda devido a infeção por Strongyloidesstercoralis numa doente com cancro do colo do útero. Intern Med 54: 83-87.
Ramdial PK, Hlatshwayo NH, Singh B (2006) Strongyloidesstercoralis mesenteric lymphadenopathy: clue to the etiopathogenesis of intestinal pseudo-obstruction in HIV-infected patients. Ann DiagnPathol 10: 209-214.
Hsieh YP, Wen YK, Chen ML (2006) Síndrome nefrótica de alteração mínima em associação com estrongiloidíase. ClinNephrol 66: 459-463.
Copelovitch L, Sam Ol O, Taraquinio S, Chanpheaktra N (2010) Síndrome nefrótica infantil no Camboja: uma associação com parasitas gastrointestinais. J Pediatr 156: 76-81.
.Plata Menchaca, Erika P, de Leon VM, Adriana G, Peña-Romero, et al. (2015) "Hemorragia pulmonar secundária a estrongiloidíase disseminada em um paciente com lúpus eritematoso sistêmico". Relatos de casos em cuidados críticos.
Anuradha R, Munisankar S, Dolla C, Kumaran P, Nutman TB, et al. (2015) Regulação específica do antigénio do parasita das respostas Th1, Th2 e Th17 na infeção por Strongyloidesstercoralis. J Immunol 195: 2241-2250.
Weatherhead JE, Mejia R (2014) Resposta Imune à Infeção por Strongyloidesstercoralis em Pacientes com Infeção e Hiperinfecção. Curr

Trop Med Rep 1: 229-233
Pukkila WR, Nardi V, Branda JA (2014) Registos de casos do Hospital Geral de Massachusetts. Caso 28-2014. Um homem de 39 anos com uma erupção cutânea, dor de cabeça, febre, náuseas e fotofobia. N Engl J Med 371: 1051-1060
Ghoshal UC, Alexender G, Ghoshal U, Tripathi S, Krishnani N (2006) Infestação por Strongyloidesstercoralis num doente com colite ulcerosa grave. Indian J Med Sci 60: 106-110.
Murali A, Rajendiran G, Ranganathan K, Shanthakumari S (2010) Infeção disseminada com Strongyloidesstercoralis num doente diabético. Indian J Med Microbiol 28: 407-408.
Patil PL, Salkar HR, Ghodeswar SS, Gawande JP (2005) Parasitas (filaria&strongyloides) em derrame pleural maligno. Indian J Med Sci 59: 455-456.
Rajapurkar M, Hegde U, Rokhade M, Gang S, Gohel K (2007) Hiperinfecção respiratória com Strongyloidesstercoralis num doente com insuficiência renal. Nat ClinPractNephrol 3: 573-577.
Vigg A, Mantri S, Reddy VA, Biyani V (2006) Síndrome de dificuldade respiratória aguda devido a Strongyloidesstercoralis em linfoma não-Hodgkin. Indian J Chest Dis Dis Allied Sci 48: 67-69.
Satyanarayana S, Nema S, Kalghatgi AT, Mehta SR, Rai R, et al. (2005) Disseminated Strongyloidesstercoralis in AIDS: a report from India. Indian J PatholMicrobiol 48: 472-474.
Bava AJ, Troncoso AR (2009) Strongyloidesstercoralishyperinfection in apatientwithAIDS.JIntAssoc Physicians AIDS Care (Chic) 8: 235-238
Requena MA, Chiodini P, Bisoffi Z, Buonfrate D, Gotuzzo E, et al. (2013) O diagnóstico laboratorial e o acompanhamento da estrongiloidíase: uma revisão sistemática. PLoSNegl Trop Dis 7: e2002.
Boulware DR, Stauffer WM, Hendel-Paterson BR, Rocha JLL, Seet RC, et al. (2007) Maltreatment of Strongyloides infection: case series and worldwide physicians-in-training survey. Am J Med 120: 545.e1-8.
Nielsen PB, Mojon M (1987) Improved diagnosis of Strongyloidesstercoralis by seven consecutive stool specimens. ZentralblBakteriolMikrobiolHygA 263: 616-618.
Kemp L, Hawley T (1996) Clinical pathology rounds. Estrongiloidíase num doente hiper-infetado. Lab Med 27: 237-240
Siddiqui AA, Gutierrez C, BerkSL (1999) Diagnosis of Strongyloidesstercoralis por coloração ácido-resistente. J Helminthol 73: 187-188
Goka AK, Rolston DD, Mathan VI, Farthing MJ (1990) Diagnosis of Strongyloides and hookworm infections: comparison of faecal and duodenal fluid microscopy. Trans R Soc Trop Med Hyg 84: 829-831.
Siddiqui AA, Berk SL (2001) Diagnosis of Strongyloidesstercoralis infection. Clin Infect Dis 33: 1040-1047.
Rodrigues RM, de Oliveira MC, Sopelete MC, Silva DA, Campos DM, et

al. (2007) Respostas de anticorpos IgG1, IgG4 e IgE na estrongiloidíase humana por ELISA utilizando o extrato salino de Strongyloidesratti como antigénio heterólogo. Parasitol Res 101: 1209-1214.
Ramanathan R, Burbelo PD, Groot S, Iadarola MJ, Neva FA, et al. (2008) Um ensaio de sistemas de imunoprecipitação da luciferase melhora a sensibilidade e a especificidade do diagnóstico da infeção por Strongyloidesstercoralis. J Infect Dis 198: 444-451.
Taniuchi M, Verweij JJ, Noor Z, Sobuz SU, Lieshout L, et al. (2011) PCR multiplex de elevado rendimento e deteção baseada em sondas com esferas Luminex para sete parasitas intestinais. Am J Trop Med Hyg 84: 332-337.
Verweij JJ, Canales M, Polman K, Ziem J, Brienen EA, et al. (2009) Molecular diagnosis of Strongyloidesstercoralis in faecal samples using real-time PCR. Trans R Soc Trop Med Hyg 103: 342-346.
Bosqui LR, Goncalves AL, Maria do Rosário F, Custodio LA, de Menezes MC, et al. (2015) Deteção de IgG e IgA específicas do parasita em amostras pareadas de soro e saliva para o diagnóstico de estrongiloidíase humana no norte do estado do Paraná, Brasil. Actatropica 150: 190-195.
Boscolo M, Gobbo M, Mantovani W, Degani M, Anselmi M, et al. (2007) Avaliação de um ensaio de imunofluorescência indireta para a estrongiloidíase como instrumento de diagnóstico e acompanhamento. Clin Vaccine Immunol 14: 129-133.
Silva LP, Barcelos IS, Passos-Lima AB, Espindola FS, Campos DM, et al. (2003) Western blotting utilizando o antigénio Strongyloidesratti para a deteção de anticorpos IgG como teste confirmatório na estrongiloidíase humana. MemInstOswaldo Cruz 98: 687-691.
Thamwiwat A, Mejia R, Nutman TB, Bates JT (2014) A estrongiloidíase como causa de diarreia crónica, identificada através de imunoensaios específicos para Strongyloidesstercoralis de nova geração. Curr Trop Med Rep 1: 145147
Hoy AM, Lundie RJ, Ivens A, Quintana JF, Nausch N, et al. (2014) MicroRNAs derivados de parasitas no soro do hospedeiro como novos biomarcadores de infeção por helmintos. PLoSNegl Trop Dis 8: e2701.
Gann PH, Neva FA, Gam AA (1994) A randomized trial of single- and two- dose ivermectin versus thiabendazole for treatment of strongyloidiasis. J Infect Dis 169: 1076-1079.
OMS (2002) Prevention and control of schistosomiasis and soil transmitted helminthiasis. Genebra, Suíça: Organização Mundial de Saúde. Disponível em: http://whqlibdoc.who.int/trs/WHO_TRS_912.pdf. Acedido em 14 de setembro de 20
Satoh M, Toma H, Sato Y, Takara M, Shiroma Y, et al. (2002) Eficácia reduzida do tratamento da estrongiloidíase em portadores de HTLV?I relacionada com a expressão aumentada de IFN?Y e TGF?pi. Clinical & Experimental Immunology 127: 354-359.
Buonfrate D, Requena-Mendez A, Angheben A, Muñoz J, Gobbi F, Van Den Ende J, et al. (20i3) Severe strongyloidiasis: a systematic review of

case reports. BMC infectious diseases i3: 78.
Utzinger J, Becker SL, Knopp S, Blum J, Neumayr AL, Keiser J, Hatz CF. et al., Doenças tropicais negligenciadas: diagnóstico, gestão clínica, tratamento e controlo. Swiss Med Wkly 2012;142: w13727.
OMSAcelerar o trabalho para ultrapassar o impacto global das doenças tropicais negligenciadas - Roteiro para a implementação. GenebraOrganização Mundial de Saúde 2012; pp.1-42.
Puthiyakunnon S, Boddu S, Li Y, Zhou X, Wang C, Li J. StrongyloidiasisAn Insight into Its Global Prevalence and Management (Estrongiloidíase: uma visão da sua prevalência e gestão globais). PLoS Negl Trop Dis 2014;8: e3018. doi:10.1371/journal.pntd.0003018
Weller PF, Leder KL. Strongyloidiasis. Disponível em http:// www.uptodate.com/contents/strongyloidiasis?source=search_ result&selectedTile=1%7E4 [Último acesso em 14 de setembro de 2015].
OMS 2002; Prevention and control of schistosomiasis and soil transmitted helminthiasis. Genebra, Suíça Organização Mundial de Saúde Disponível: http://whqlibdoc.who.int/trs/WHO_TRS_912.pdf. http://whqlibdoc.who.int/trs/WHO_TRS_912 .pdf. [Último acesso em 24 de setembro de 2015].
Khieu V, Schär F, Marti H, Sayasone S, Duong S, Muth S. Diagnóstico, tratamento e factores de risco de Strongyloides stercoralis em crianças em idade escolar no Camboja. PLoS Negl Trop Dis 2013;7: e2035doi:10.1371/journal.pntd.0002035 7. Kratimenos Panagiotis, Koutroulis Ioannis, Vasireddy Deepa, Degroote Richard, Fisher Margaret C, Strongyloidiasis numa rapariga saudável de 8 anos de idade no nordeste dos EUA Paediatr. Int Child Health 2015;35:72-74.DOI: http://dx.doi.org/10.1179/2046905514Y.0000001300.
Wang C, Xu J, Zhou X, Li J, Yan G, James AA, et al., Strongyloidiasis: uma doença infecciosa emergente na China. Am J Trop Med Hyg 2013;88: 420-25.doi: 10.4269/ajtmh.12-0596.
Azira NMS, Abdel Rahman MZ, Zeehaida M. Revisão de doentes com infestação por Strongyloides stercoralis num hospital universitário terciário, em Kelantan. Malaysian J Pathol 2013; 35:71-76.
Longworth DL, Weller PF. Síndrome de hiperinfecção com estrongiloidíase. In: Current Clinical Topics in Infectious Diseases, Remington JS, Swartz MN (Eds), McGraw-Hill New York1986; p.1.
Knopp S, Mgeni AF, Khamis IS, Steinmann P, Stothard JR, Rollinson D. Diagnosis of soil-transmitted helminths in the era of preventive chemotherapy: effect of multiple stool sampling and use of different diagnostic techniques. PLoS Negl Trop Dis 2008;2: e331.
Glinz D, Silue KD, Knopp S, Lohourignon LK, Yao KP, Steinmann P. Comparação da precisão do diagnóstico de Kato-Katz, placa de ágar Koga, concentração de éter e FLOTAC para Schistosoma mansoni e helmintos transmitidos pelo solo. PLoS Negl Trop Dis 2010;4: e754.
van Doorn HR, Koelewijn R, Hofwegen H. Use of enzyme-linked

immunosorbent assay and dipstick assay for detection of Strongyloides stercoralis infection in humans. J Clin Microbiol 2007; 45:438-42.
Knopp S, Salim N, Schindler T. Precisão de diagnóstico dos métodos Kato-Katz, FLOTAC, Baermann e PCR para a deteção de infecções de ancilóstomo de intensidade ligeira e Strongyloides stercoralis na Tanzânia. Am J Trop Med Hygiene 2014;90: 535-45.doi:10.4269/ ajtmh.13-0268.
Celedon JC, Mathur-Wagh U, Fox J. Estrongiloidíase sistémica em doentes infectados com o vírus da imunodeficiência humana. Relato de 3 casos e revisão da literatura. Medicine (Baltimore) 1994; 73:256-63.
Murthy V S, Geethamala K, Kumar B D, Rao M S. Strongyloidiasis of duodenum clinically masquerading as gastric malignancy. Ann Trop Med Saúde Pública 2013; 6:248-50.
Prakash G, Gupta RK, Prakhya S, Balakrishnan R. Infeção simultânea de candidíase e estrongiloidíase numa biopsia endoscópica num hospedeiro imunocompetente. Indian J Pathol Microbiol 2011; 54:644-45.
Centros de Controlo e Prevenção de DoençasNotas do terreno: Estrongiloidíase num contexto rural - Sudeste do Kentucky, 2013. MMWR Morb Mortal Wkly Rep 2013; 62:843.
Centers for Disease Control and PreventionNotes from the field: strongyloides infection among patients at a long-term care facilityFlorida, 20102012. MMWR Morb Mortal Wkly Rep 2013; 62:844. 20. Posey DL, Blackburn BG, Weinberg M. High prevalence and presumptive treatment of schistosomiasis and strongyloidiasis among African refugees. Clin Infect Dis 2007; 45:1310-5.
21. Caruana SR, Kelly HA, Ngeow JY. Undiagnosed and potentially lethal parasite infections among immigrants and refugees in Australia (Infecções parasitárias não diagnosticadas e potencialmente letais entre imigrantes e refugiados na Austrália). J Travel Med 2006; 13:233-9.
Nuran D, Gonal A, Mehmet S, Babur C, Kanik A, Emekdas G. Deteção de Entamoeba histolytica/Entamoeba dispar em amostras de fezes utilizando um ensaio de imunoabsorção enzimática. Mem Inst Oswaldo Cruz. 2004; 99:769-72.
Trol H, Marti H, Weiss N. Deteção diferencial simples de Entamoeba histolytica e Entamoeba dispar em amostras de fezes frescas por concentração de ácido acético-formalina de sódio e PCR. J Clin Microbiol. 1997; 35:1701-5.
Orozco E. Patogénese da amebíase. Infect Agents Dis. 1992; 1:19-21.
Kebede A, Verweij JJ, Petros B, Polderman AM. Comunicação curta: Microscopia enganosa na amebíase. Trop Med Int Health. 2004; 9:615-652.
Brumpt E. Differentiation of human intestinal amoebae with four-nucleated cysts (Diferenciação de amebas intestinais humanas com quistos de quatro núcleos). Trans R Soc Trop Med Hyg. 1928; 22:101-14.
Clark CG, Diamond LS. A estirpe Laredo e outras amebas "Entamoeba histolytica like" são Entamoebia mshkovskii. Mol Biochem Parasitol. 1991; 46:118.

Pariya SC, Rao RS. Cultura de fezes como auxiliar de diagnóstico na deteção de Entamoeba histilytica nas amostras fecais. Indian J Pathol Micobiol. 1995; 38:359-63.
Haqe R, Kress K, Wood S, Jackson TF, Lyerly D, Wilkins T, et al. Diagnóstico da infeção patogénica por Entamoebia histolytica utilizando um ELISA de fezes baseado em anticorpos monoclonais contra a adensina específica da galactose. J Infect Dis. 1993; 167:247-9.
Haque R, Ali IK, Akther S, Petri WA, Jr. Comparação da PCR, análise isoenzimática e deteção de antigénio para o diagnóstico da infeção por Entamoeba histolytica. J Clin Microbiol. 1998; 36:449-52.
Caballero-Salcedo A, Viveros-Rogel M, Salvatierra B, Tapia-Conyer R, Sepulveda-Amor J, Gutierrez G, et al. Seroepidemiology of amoebiasis in Mexico. Am J Trop Med Hyg. 1994; 50:412-9.
Kebede A, Verweij JJ, Endeshaw T, Messele T, Tasew G, Petros B, et al. Utilização da PCR em tempo real para identificar infecções por Entamoeba histolytica e E. dispar em reclusos e crianças do ensino primário na Etiópia. Ann Trop Med Parasitol. 2004; 98:43-8.
Liang SY, Hsia KT, Chan YH, Fan CK, Jiang DD, Landt O, et al. Evaluation of a New Single-Tube Multiprobe Real-Time PCR for Diagnosis of Entamoeba histolytica and Entamoeba dispar. J Parasitol. 2010; 96:793-7.
Liang SY, Chan YH, Hsia KT, Lee JL, Kuo MC, Hwa KY, et al. Desenvolvimento de um ensaio de amplificação isotérmica mediada por laço para a deteção de Entamoeba histolytica. J Clin Microbiol. 2009; 47:1892-5.
Hunt PW. Diagnóstico molecular de infecções e resistência em parasitas veterinários e humanos. Vet Parasitol. 2011; 180:12-46. Disponível em: http://www.sciencedirect.com/science/article/pii/S0304401711003803 .
Mirelman D, Nuchamowitz Y, Stolarsky T. Comparação da utilização de kits baseados em ensaios de imunoabsorção enzimática e amplificação por PCR de genes de ARN para a deteção simultânea de Entamoeba hoistolytica e E. dispar. J Clin Microbial. 1997; 35:2405-7.
Von Bondsdorff B. Diphyllobothriasis in Man. London: Academic Press; 1977.
King CH. In: Mandell, Douglas and Bennett's Principles and Practice of Infectious Diseases. 5. Mandell GL, Bennett JB, Dolin R, editor. Vol. 2. Philadelphia: Churchill Livingstone; 2002. Cestodes (ténias). Capítulo 285; pp. 2956-2958.
Rausch RL, Scott EM, Rausch VR. Helminths in Eskimos in western Alaska, with particular reference to *Diphyllobothrium* infection and anaemia. Trans R Soc Trop Med Hyg. 1967; 61:351-357. doi: 10.1016/0035-9203(67)90008-9.
Baily G. In: Manson's Tropical Diseases. 21. Cook GC, Zumla AI, editor. Capítulo 85. Philadelphia: Saunders/Elsevier; 2003. Other cestode infection: intestinal cestodes, cysticercosis, other larval cestode infections;

pp. 1593-1596.
Devi CS, Srinivasan S, Murmu UC, Barman P, Kanungo R. Um caso raro de difilobotríase em Pondicherry, no sul da Índia. Indian J Med Microbiol. 2007; 25:152-154. doi: 10.4103/0255-0857.32725.
Pancharatnam S, Jacob E, Kang G. Human diphyllobothriasis: first report from India. Trans R Soc Trop Med Hyg. 1998; 92:179-180. doi: 10.1016/S0035-9203(98)90737-4.
Kumar CS, Anand Kumar H, Sunita V, Kapur I. Prevalência de anemia e infestação por vermes em raparigas que frequentam a escola em Gulbarga, Karnataka. Indian Pediatr. 2003; 40:70-72.
Lee EB, Song JH, Park NS, Kang BK, Lee HS, Han YJ, Kim HJ, Shin EH, Chai JY. Um caso de infeção por *Diphyllobothrium latum* com uma breve revisão da difilobotríase na República da Coreia. Korean J Parasitol. 2007; 45:219-223. doi: 10.3347/kjp.2007.45.3.219
Craig P, Ito A. Intestinal cestodes. *Curr Opin Infect Dis* 2007; 20:524-532.
Marx MB. Parasitas, animais de estimação e pessoas. *Prim Care* 1991;18(1):153-165.
Patrícia NO, Leonor JM, Nelson MS. Infeção por *Dipylidium caninum* em um lactente de 2 anos de idade. Relato de caso e revisão da literatura. *Rev. Cil. Infectol.* 2008;25(6):465-471.
Gadre DV, Kumar A, Mathur M. Infection by *Dipylidium caninum* through pet cats. *Indian J Pediatr.* 1993;60(1):151-152.
Reddy SB. Infestação de um bebé de cinco meses com *Dipylidium caninum. Del Med J* 1982; 54:455.'
Guillot J, Bouree PA. Vermes zoonóticos de animais de companhia carnívoros: avaliação do risco e prevenção. *Bull Acad Natl Med.* 2007;191(1):67-78.
Miíase humana. Ramana KV. J Med Microbiol Diag. 2012; 1:0.
Práticas clínicas. Escabiose. Chosidow O. N Engl J Med. 2006; 354:1718-1727.
Impacto da sarna em comunidades com poucos recursos. Heukelbach J, Mazigo HD, Ugbomoiko US. Curr Opin Infect Dis. 2013; 26:127-132.
Sarna em crianças do ensino primário no Egipto: estudo socio-médico ambiental na área administrativa de Kafr El-Sheikh. Hegab DS, Kato AM, Kabbash IA, Dabish GM. Clin Cosmet Investig Dermatol. 2015; 8:105-111.
Epidemiologia, diagnóstico e tratamento da sarna num consultório de dermatologia. Anderson KL, Strowd LC. J Am Board Fam Med. 2017; 30:78-84.
O potencial de um teste sanguíneo para a sarna. Arlian LG, Feldmeier H, Morgan MS. PLoS Negl Trop Dis. 2015;9:0.
Doenças parasitárias epidérmicas da pele: uma categoria negligenciada de pragas associadas à pobreza. Feldmeier H, Heukelbach J. Bull World Health Organ. 2009; 87:152159.
Sobre a sarna. [Mar;2016];http://www.controlscabies.org/about-scabies/

2016
Scabies: diagnosis and treatment (Sarna: diagnóstico e tratamento). Johnston G, Sladden M. BMJ. 2005; 331:619-622.
Precisão da dermatoscopia padrão para o diagnóstico da sarna. Dupuy A, Dehen L, Bourrat E, et al. J Am Acad Dermatol. 2007; 56:53-62.
Estudo do perfil clínico e da qualidade de vida em doentes com sarna num centro rural de cuidados terciários Nair PA, Vora RV, Jivani NB, Gandhi SS. J Clin Diagn Res. 2016;10:0.
Um surto de sarna numa enfermaria de diabéticos e doenças do colagénio: Gestão e prevenção. Furuya K, Nakajima H, Sasaki Y, et al. Exp Ther Med. 2016;12:3711-3715.
Problemas no diagnóstico da sarna, uma doença global em populações humanas e animais. Walton SF, Currie BJ. Clin Microbiol Rev. 2007; 20:268-279.
O tratamento da sarna numa enfermaria de hospital. Clavagnier I. Rev Infirm. 2015; 213:45-46.
Gestão da sarna nosocomial, um surto de doença profissional. Jungbauer FH, Veenstra-Kyuchukova YK, Koeze J, et al. Am J Ind Med. 2015;58:577-582.
Surtos de sarna em lares de idosos: factores associados ao reconhecimento tardio, à carga e ao impacto. Um estudo de métodos mistos em Inglaterra. Hewitt KA, Nalabanda A, Cassell JA. Epidemiol Infect. 2015; 143:1542-1551.
Partes do corpo mais frequentemente infectadas com sarna em crianças e seu controlo. Khatoon N, Khan A, Azmi MA, et al. http://www.pjps.pk/wp-content/uploads/pdfs/29/5/Paper-36.pdf. Pak J Pharm Sci. 2016; 29:1715-1717.
Sarna e superinfeção bacteriana entre crianças samoanas americanas, 2011-2012. Edison L, Beaudoin A, Goh L, et al. PLoS One. 2015; 10:0.
A importância da co-infeção da sarna nas considerações de tratamento do impetigo. Tasani M, Tong SY, Andrews RM, et al. Pediatr Infect Dis J. 2016;35:374-378.
Desenvolvimento de ensaios de PCR quantitativos convencionais e em tempo real para o diagnóstico e monitorização da sarna. Wong SSY, Poon RWS, Chau S, et al. J Clin Microbiol. 2015; 53:2095-2102.

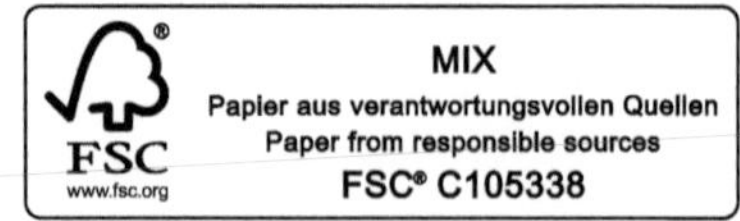

Printed by Books on Demand GmbH, Norderstedt / Germany